首席专家李宗浩
谈急救

李宗浩 著
国内外著名的急救、复苏、灾害医学专家

修订版

FIRST AID

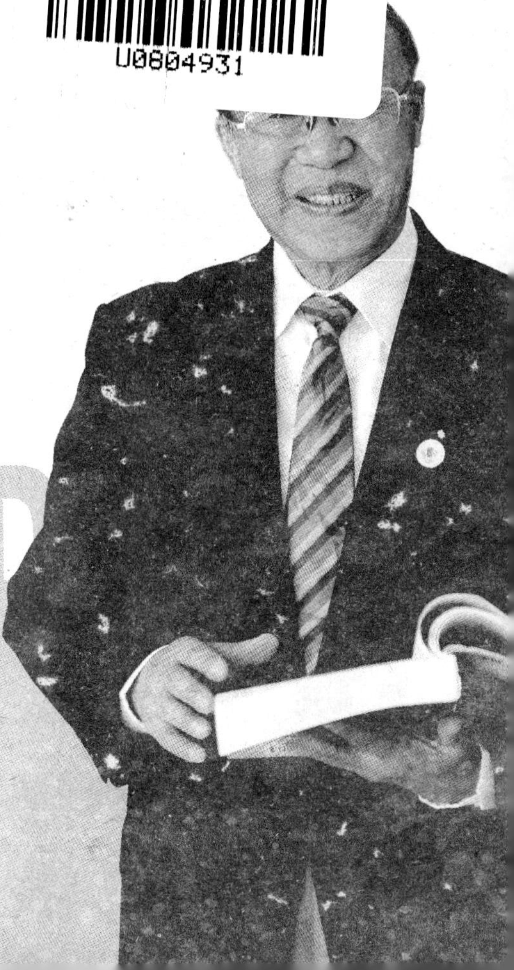

CTS 湖南科学技术出版社

图书在版编目（CIP）数据

首席专家李宗浩谈急救 修订版 / 李宗浩著. —长沙：湖南科学技术出版社，2013.6

ISBN 978-7-5357-5252-9

I. 首… II.李… III.急救－基本知识 IV.R459.7

中国版本图书馆 CIP 数据核字（2008）第 150319 号

首席专家李宗浩谈急救 修订版

著　　者：李宗浩
责任编辑：黄一九　李　忠
出版发行：湖南科学技术出版社
社　　址：长沙市湘雅路 276 号
　　　　　http://www.hnstp.com
邮购联系：本社直销科　0731 - 4375808
印　　刷：湖南诚远印务有限公司
　　　　　（印装质量问题请直接与本厂联系）
厂　　址：长沙市开福区捞刀河镇
邮　　编：410008
出版日期：2016 年 1 月第 2 版第 5 次
开　　本：700mm×1020mm　1/16
印　　张：11.75
插　　页：4
字　　数：150000
书　　号：ISBN 978-7-5357-5252-9
定　　价：20.00 元

浴火重生，铸造急救

——从唐山、汶川、雅安走来（代序）

人类在享受现代文明阳光的同时，也不断被天灾人祸的阴霾所笼罩。1976 年 7 月 28 日我国唐山发生了强烈地震，惨烈的场景令我几十年来记忆犹新。2008 年 5 月 12 日四川汶川发生里氏 8.0 级地震，2013 年 4 月 20 日四川芦山发生 7.0 级地震，给人民生命财产均造成了重大损失。这又一次警示我们，中国是一个自然灾害严重尤其是地震频发的国家，大力开展防灾的科普活动，学习基础的急救知识、技能至关重要，当灾难来临时，可以最大限度地减轻灾害造成的损失，保护公众的生命安全。

我们从唐山、汶川、雅安走来，此起彼伏的重大灾害既锤炼了应急体系，更见证了当年被毁的城市和村庄的重建，感受着社会的安定和谐，人民的生活幸福，真是浴火重生。所以，作为在此领域工作已半个世纪的急救医生，亲历了一些重大灾难事件，在我和我的同事们完成了《中国灾害救援医学》专著后，我立即着手修订《首席专家李宗浩谈急救》一书，把最新的急救理念、不断更新的急救知识和技能以及常见的急症、灾害的现场救护方法交给公众，既是一种责任，也是我很乐意做的一件大事。此外，修订版还增加了学术上一些有价值的照片资料，使本书内容更为丰富和贴近现实。

此为序。

2013 年 6 月 20 日

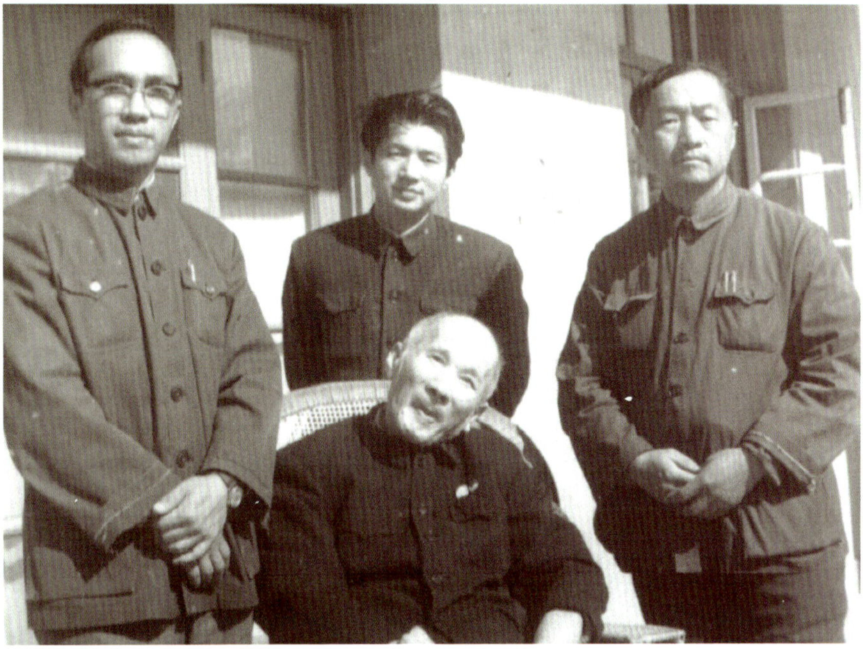

彩图1　高士其（中、坐）与李宗浩（左一）、高志其（左二）、新疆科普作家李明奎（左三）合影（1981年）

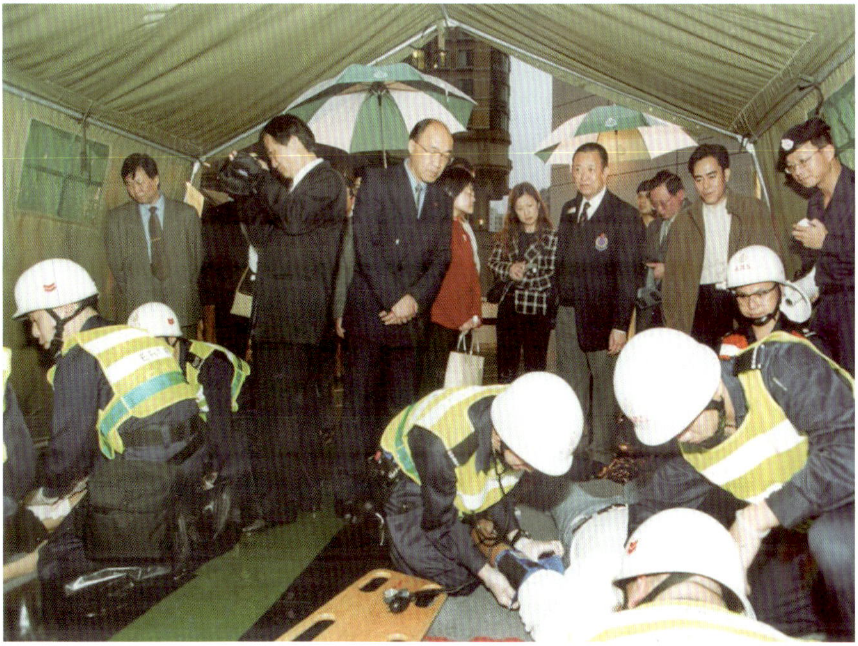

彩图2　李宗浩观看香港医疗辅助队的公众现场救护演习（2004年4月）

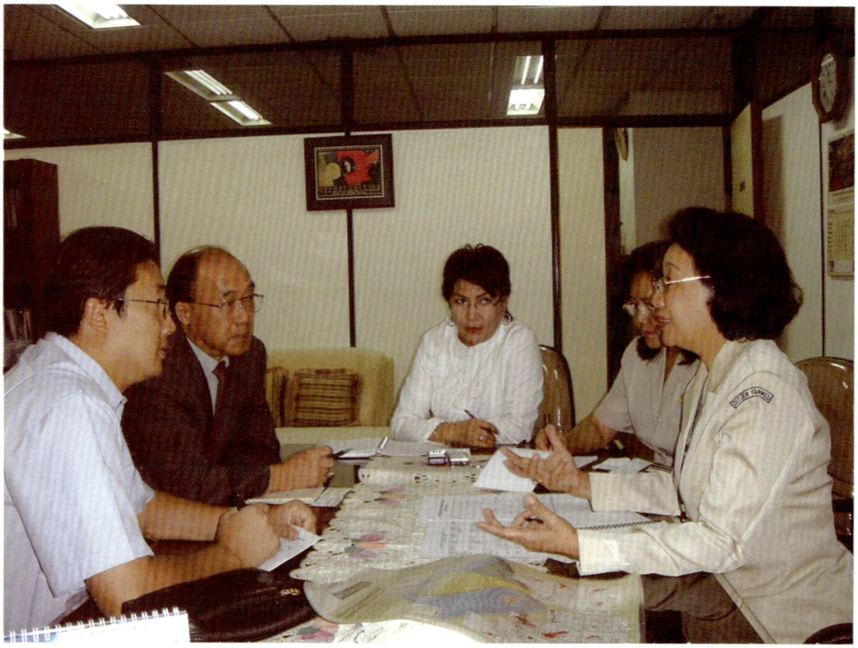

彩图3　李宗浩（左二）在雅加达与印度尼西亚卫生部官员就印度洋海啸救援进行讨论（2005年1月）

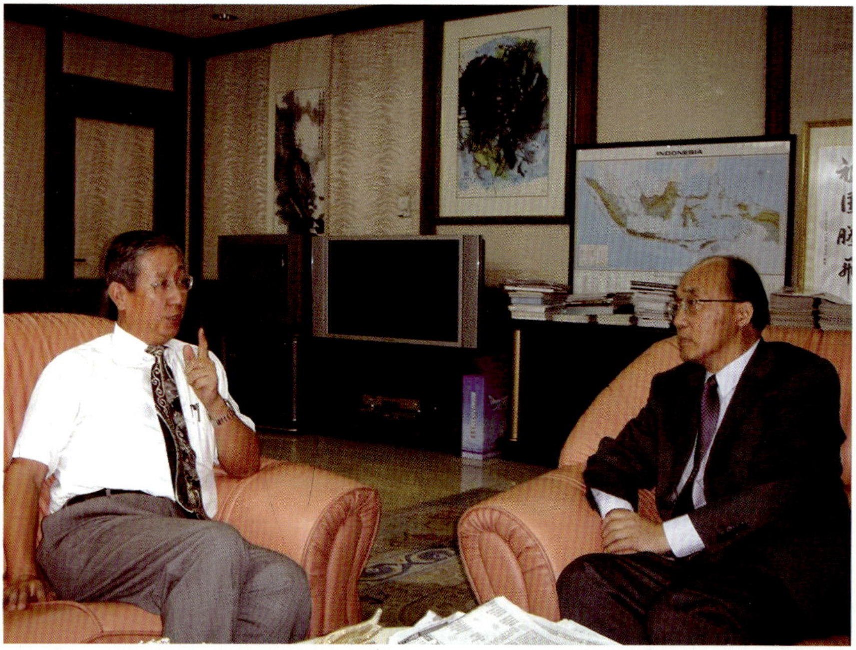

彩图4　李宗浩（右）与中国驻印度尼西亚卢树民大使（左）讨论中国国际救援队工作开展的情况（2005年1月）

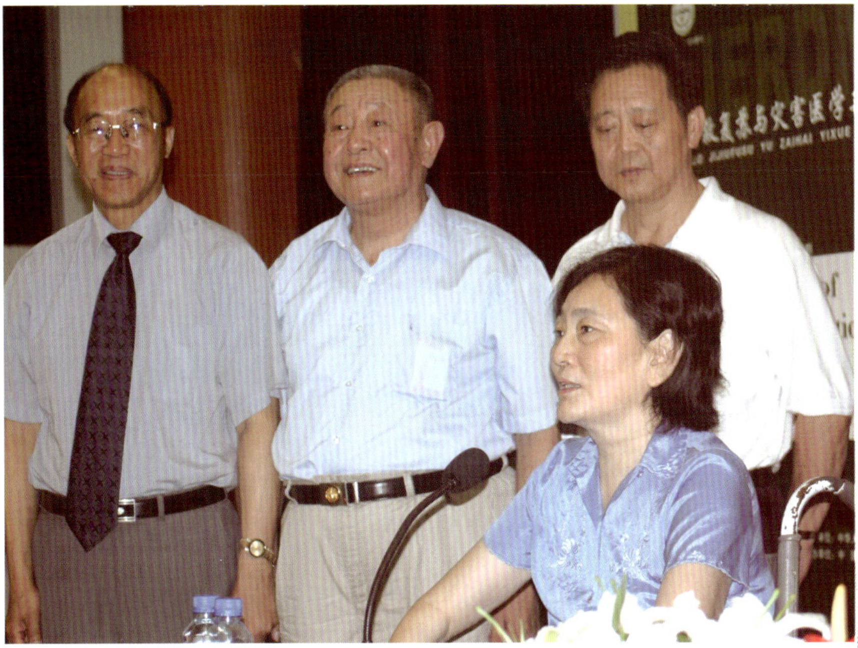

彩图5　李宗浩（左一）在唐山地震30周年中国·国际救援医学论坛上与唐山地震“第一报告人”李玉林（左二）、截瘫患者张胜兰（坐者）及其丈夫阎志国（左四）合影（2006年7月）

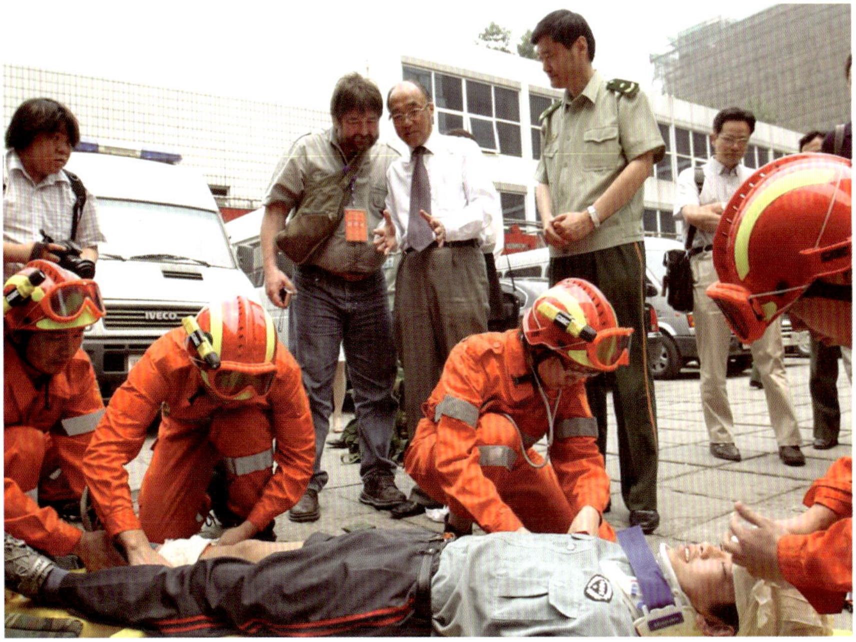

彩图6　美国9·11急救队可比队长（左二）与王发强院长（左四）、李宗浩（左三）在武警总医院指导中国国际救援队模拟现场救援（2006年8月）

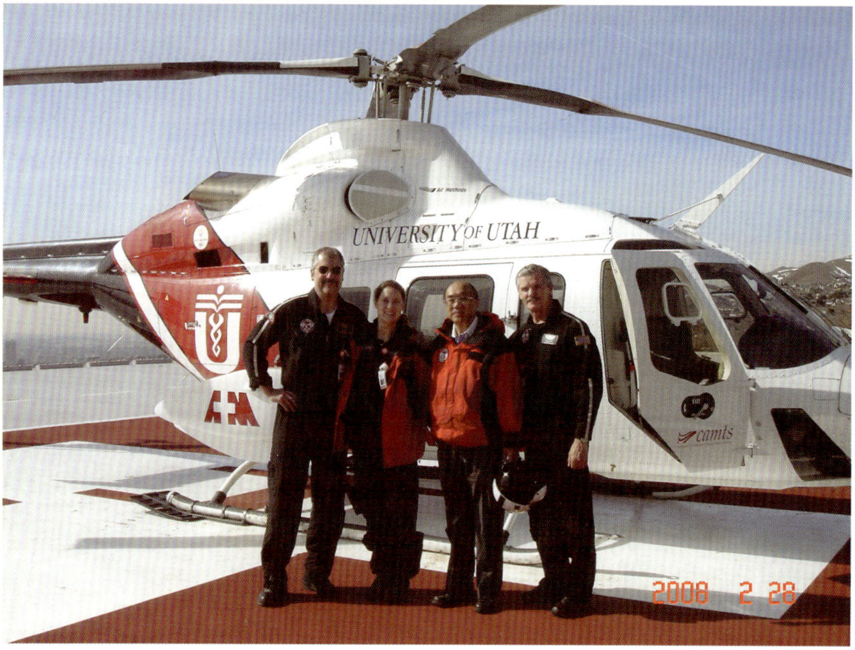

彩图7　李宗浩（右二）在美国盐湖城犹他大学参加空中急救（2008年2月）

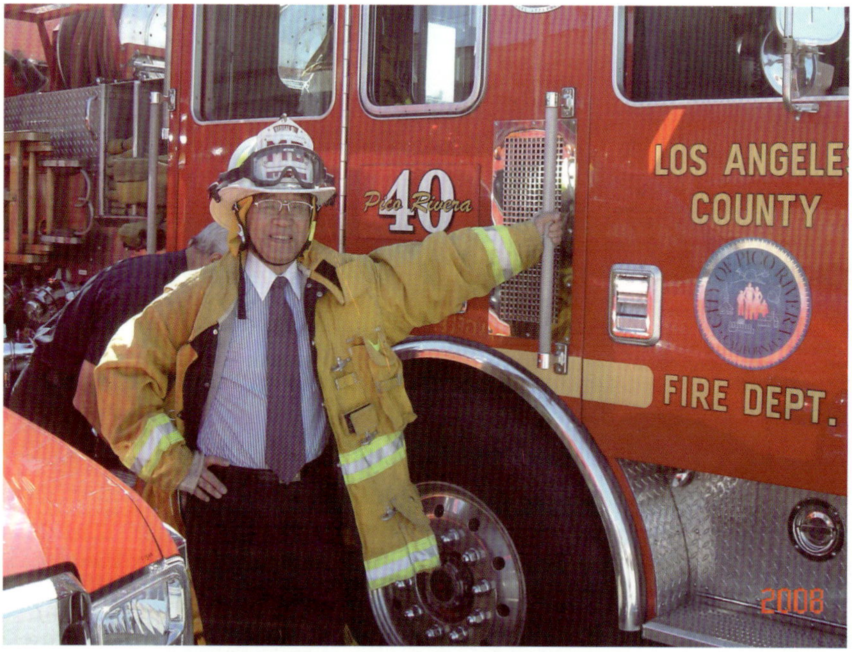

彩图8　李宗浩在美国洛杉矶与美国同行（EMS）讨论城市救援（2008年3月）

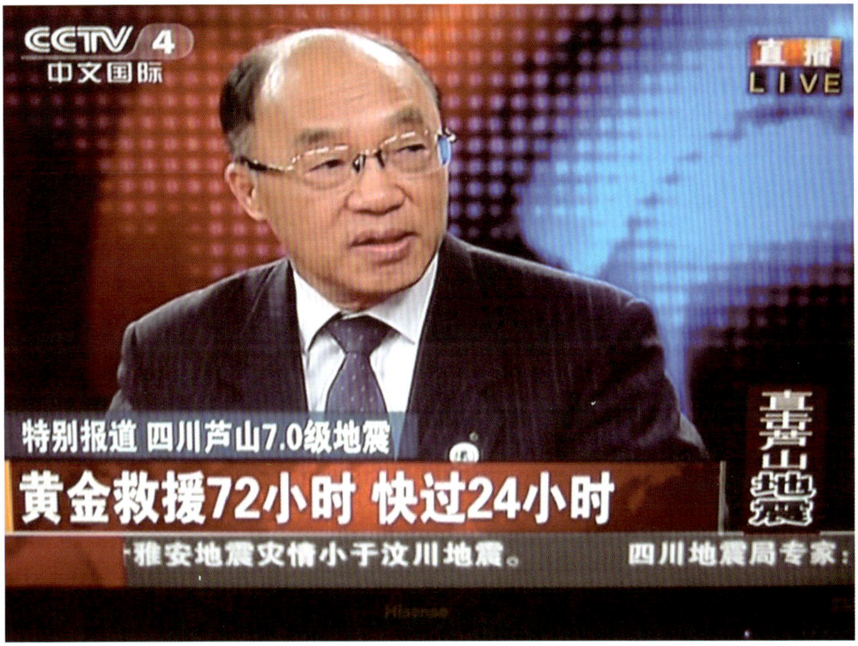
CCTV 4
中文国际
直播
LIVE
特别报道 四川芦山7.0级地震
黄金救援72小时 快过24小时
雅安地震灾情小于汶川地震。
四川地震局专家：

彩图9　四川芦山地震发生后李宗浩在中央电视台讲授灾害医学救援知识（2013年4月）

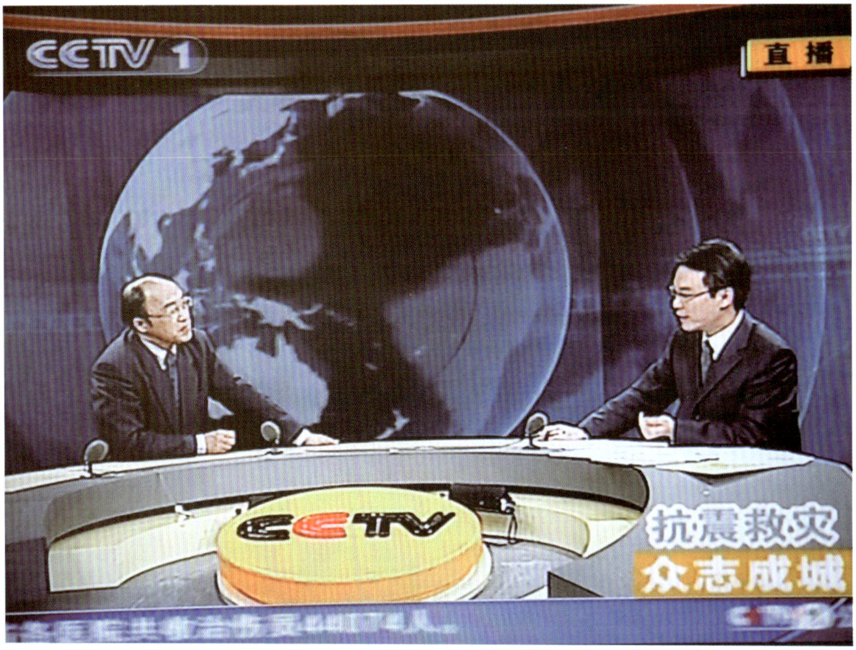
CCTV 1
直播
CCTV
抗震救灾
众志成城

彩图10　首席专家李宗浩在中央电视台“5・12”抗震救灾直播节目中谈急救（2008年5月）

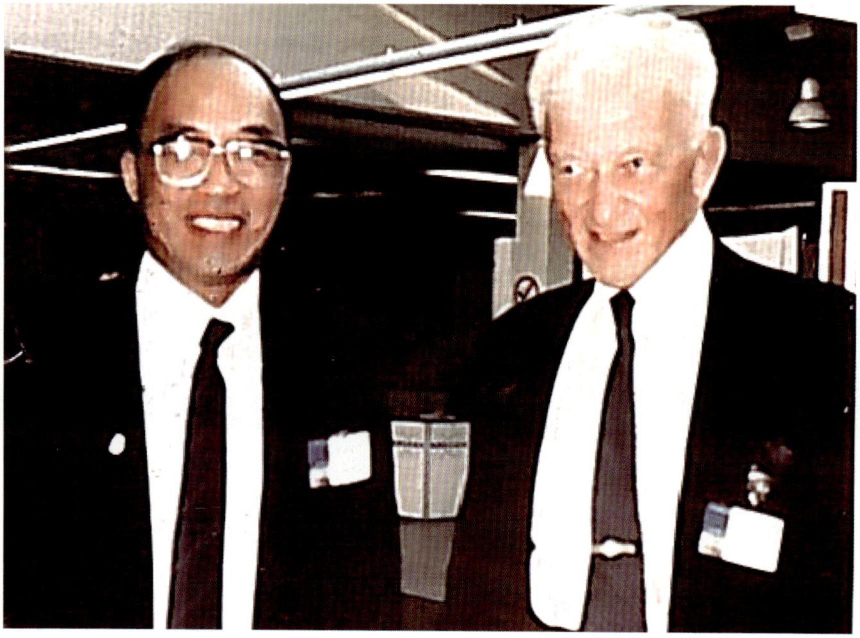

彩图11　李宗浩（左）与心肺复苏医学创始人彼得·沙法（Peter Safar)教授在德国举行的第十届世界急救灾害医学大会上（1997年）

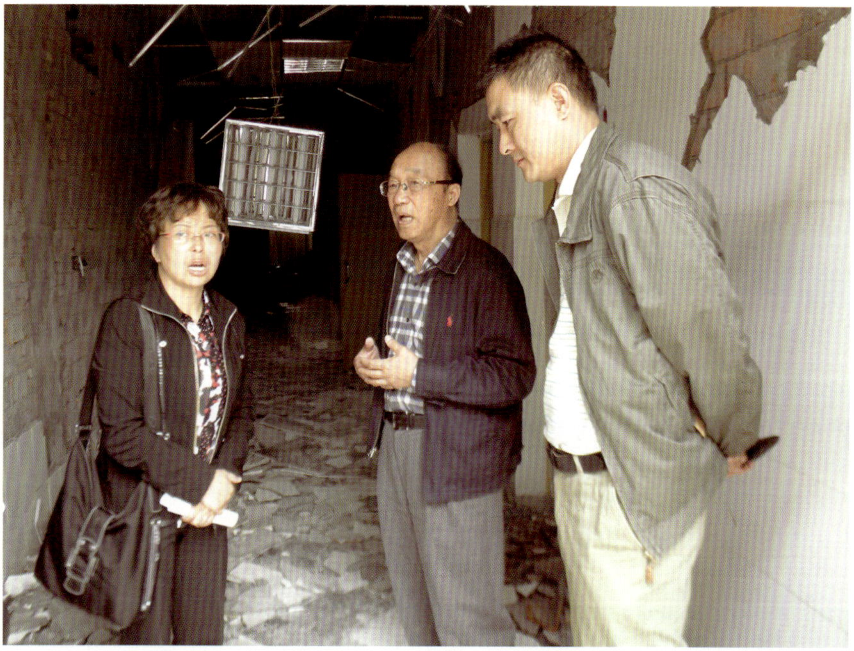

彩图12　李宗浩(中）与宝兴县副县长明登英（左）、四川省卫生厅应急办张建新（右）在芦山地震现场（2013年）

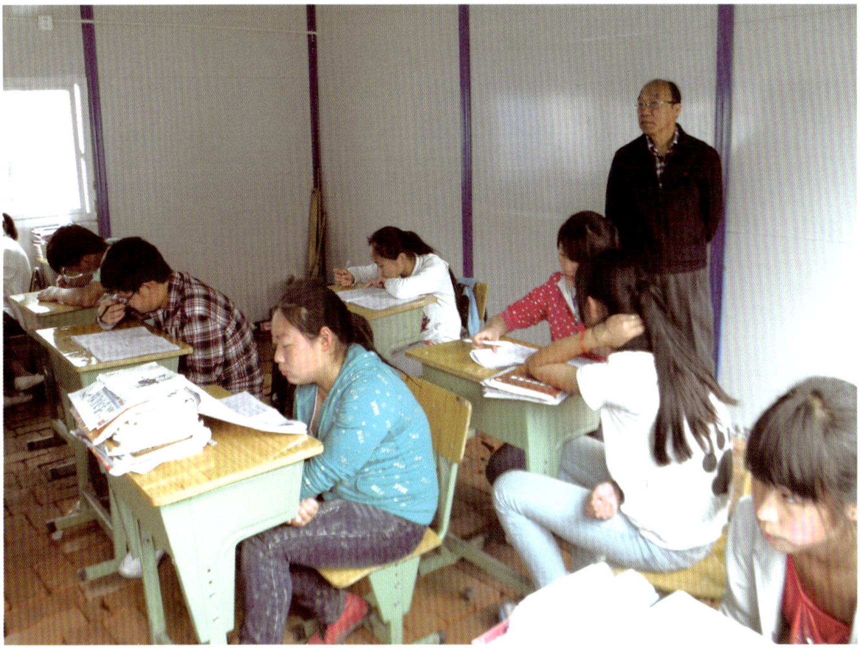

彩图13　李宗浩视察“4·20”芦山地震灾区宝兴县临时安置点的学校（2013年）

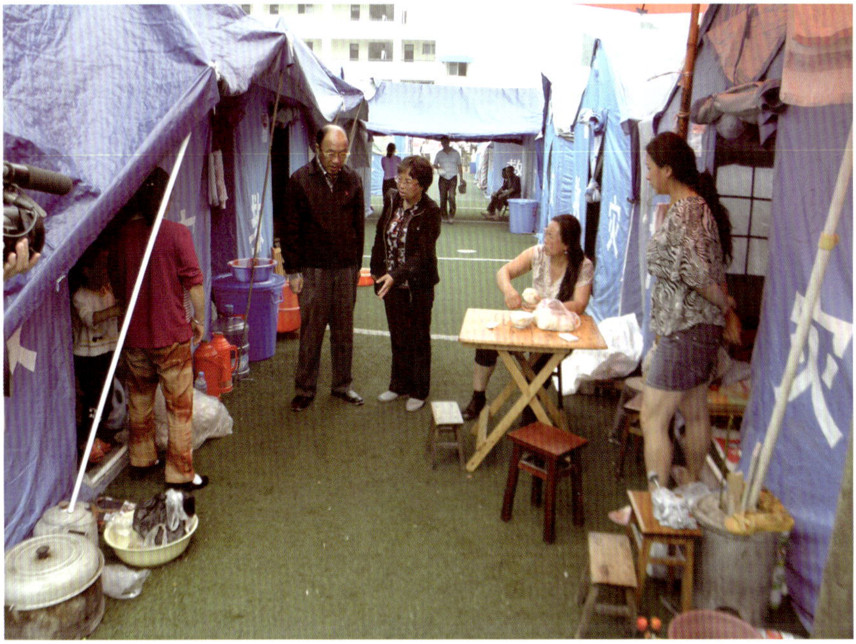

彩图14　宝兴县副县长明登英（左二）与李宗浩（左）在“4·20”芦山地震灾区宝兴县灵谷镇临时安置点（2013年）

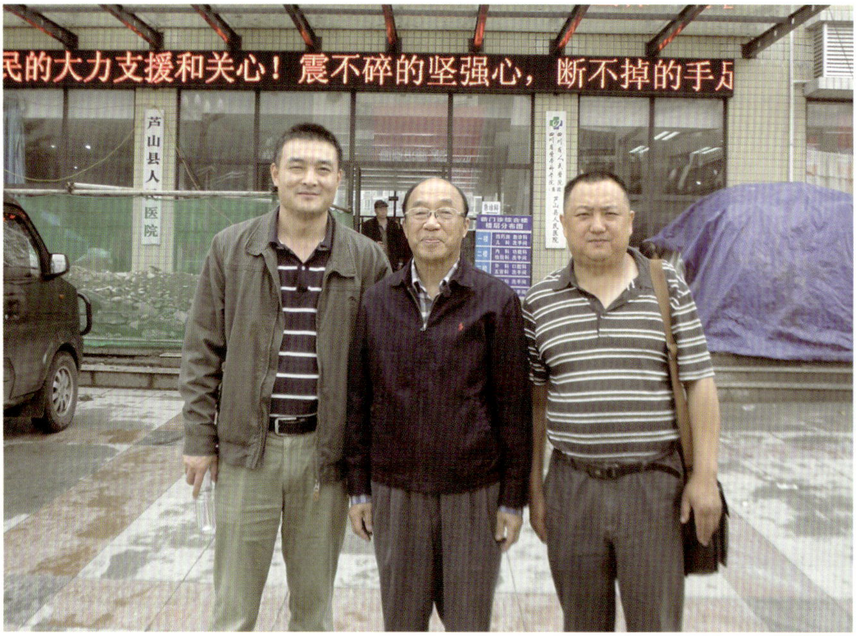
民的大力支援和关心！震不碎的坚强心，断不掉的手
芦山县人民医院

彩图15　“4·20”四川芦山地震发生后芦山县人民医院曾建江院长（右）与李宗浩（中）、四川省卫生厅应急办张建新（左）合影（2013年）

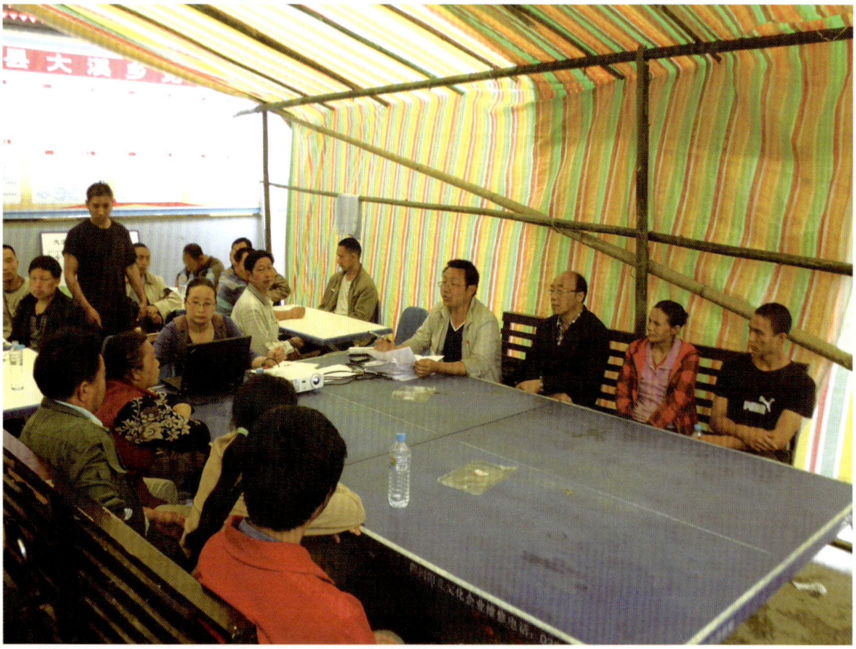

彩图16　“4·20”芦山地震宝兴县大溪乡指挥部每日情况汇报（右三为李宗浩）（2013年）

目 录

引　子

我之所以选择在我的故乡，在我少年时代首次捧读我国科普创作奠基人高士其名作《菌儿自传》的地方——“嘉业藏书楼”的园林中，而且在2013年6月，在我们刚刚完成对“4·20”四川芦山地震医学救援评估后，与我的挚友、编辑金菲女士展开关于现代医学救援中需要大力普及的急救知识的对话，是因为对“急救”这样重大的题材作深入浅出的讨论，需要在心理上、环境上、时间上创造一个良好的气氛。而这里，则最具理想的文化、科学氛围。

1 我与金菲在走向嘉业藏书楼的路上

2013年6月，在太湖之滨、苕溪之旁杭嘉湖平原上的一座江南小镇，有一男一女沿着贯穿古镇的市河走向南栅镇郊。

“李医师，真得谢谢你请我到这样幽静的环境里来，简直是世外桃源。过去总是听人谈南浔是个非同寻常的古镇，难怪秋瑾、蔡元培先生来这里办学执教；难怪嘉业藏书楼令鲁迅、胡适这些文坛巨子向往……”金菲兴奋地说。

我笑了笑道：“我们还没走到园林，没有真正进入书楼，一会儿恐怕您更会有感而发了。”

“不，不，这个外环境已使我感到这个藏书楼的不同凡响，已使我感受到一股浓浓的书卷气息。”金非即刻回应。

随后，我俩走到了园子中央。与其说，这是一座闻名中外的藏书楼，不如说是一座集江南园林之大成，浓缩在一个盆景中的山水建筑。藏书楼呈正方形，由七间两进和左右厢房组成，为两层回廊式、中西合璧式的建筑，端庄凝重地坐落在园林北侧。

藏书楼外的园林中，有一个呈荷叶状的莲池。宽大、墨绿的荷叶，似大家闺秀，舒展着身子，自如地迎风轻摆，端庄而大气，享受着太阳的照射，清风的抚慰和白云的赞赏，显示出一种高雅洁净的美丽。沿池由玲珑多姿的太湖石垒成的假山，状如十二生肖，煞是逼真。池上有曲曲折折的桥，两座称为“浣碧”、“障红”的亭子依池左右相伴，亭亭玉立，到处芳草萋萋，竹林青青，微风吹过，令人陶醉。

坐在凉亭里的李宗浩医师与金非编辑凝望着藏书楼，静静地站立在江浙广袤的飘满桑稻芬芳的沃野上，开始了关于现代社会中基础急救知识的谈话。

2 在浓浓书卷气的园林里，开始了“急救”谈话

金：在著名的嘉业藏书楼前，在人工的园林与自然的桑田相融的幽静场所，在您这位急救专家的故乡，请您谈论当代急救这一话题，实在是天、地、人均为和谐。我想一定会谈得十分精彩的。

宗浩：是呀，谁不爱自己的故乡呀！我的童年、少年时代是在这里度过的，我的理想与追求也是在这里萌发的，影响我一生的我国科普事业的奠基人高士其，他最重要的科普著作《菌儿自传》在这里深深吸引着我。在这亭子里、假山上留下我少年时代的足迹和身影，我曾来回走动或静坐半天认真捧读。你是我的挚友，一直理解、支持我的事业，尤其当一些人

把“急救”视为专业人士、医院机构的“专利”，把普及急救知识视为“不务正业”，把急救中心办成医院的那个漫长时间，你不仅力排众议，而且编辑出版了我的急救专著和科普书刊，这也是我请您到这里来，展开我们关于这本科普读物谈话的重要原因之一。

我感到欣慰甚至有点兴奋之情的是，半个多世纪过去了，藏书楼的情景几乎没有什么变化，而我却有幸能够用自己的知识经历和社会责任与你再次合作，来普及现代急救知识、技能这样一个为社会、读者普遍关注的题目，为社会的进步作一点力所能及的贡献。

在这样一个静谧的读书思考的胜境，来谈论生命垂危濒死病人的抢救，评述房倒屋塌、生灵被掩埋的地震等意外伤害，讨论生死瞬间的救护知识技能，探讨人们在最大的利害冲突下的伦理道德，似乎有点大煞风景。

金：我理解您讲的这一些。这里似乎应是文人墨客饮酒赋诗悼古论今，甚至谈论风花雪月之事，或是抒发情怀讲些雅致之事的地方。但是，自我从一到这里，就隐隐感到只有在这样的环境里，尤其是您这样愉快、淡定的情绪下，我们才能谈得更好。

宗浩：谢谢您的理解。我多年来一直在想，能从紧张的抢救、繁重的工作、不尽的会议、厌烦的应酬，还有那最令人头痛的人际关系中，抽出一两个星期，理一理我的思绪，磨一磨我的锈笔，写一本十来万字的急救科普精品，那是一件多么惬意的事啊。

现在确实还有不少人，对当代社会的急救不理解，总把急救事业当成是医院、医疗卫生部门的事，把急救工作看成是医生的专利，认为急救就是十分被动地承受、应付突然的种种不测，无法采取预防性措施，普及急救知识技能没有什么现实意义……凡此种种想法，都是跟不上社会进步的步伐。

我们应该对当代社会的急救有一个基本的了解。因为我们生活在这样一个开放、活跃、进步、发展的时代，谁都说不定哪一天会与急救打交道，或本人、或亲属、或同事、或路人。就拿这些年的事来说吧，2008年年初南方的低温冰灾损失很大，而5月12日四川汶川的里氏8.0级大地震，死亡失踪人数，波及范围之大，令人震惊！2010年青海玉树海拔4000米的高原发生了强烈的地震，今年4月20日四川芦山又发生了7.0级地震。上至国家领导人下到普通公民，都在为抢救自己的同胞尽心尽力。与此同时，科学救援、普及基础的急救知识与技能，这一重要的题目摆在了我们面前。现代的急救理念是什么？现代的急救知识是什么？我们要掌握哪些基本的技能……

现代急救新概念是什么？与我们有什么关系？我们与发达国家的差距在哪里？我们该做什么？世界卫生组织（WHO）提出的20世纪"人人享有卫生保健"，我想，卫生保健中最基本的内涵中必须包含急救。人都快要死了，还得不到及时有效的救护，那还谈得上什么享有卫生保健？社区基层卫生服务必须涵盖急救，人人享有急救权。

金：完全同意！您所说的这一些，也正是读者所需要了解的知识。

宗浩：急救，不仅仅是社区的基层卫生保健机构所必须承担的工作，也是大多数人都应该懂得并掌握的基本急救知识、技能，尤其是在公共场所、旅游等部门工作的人。

金：这就是您多年来在各种场合，大声疾呼的普及科学知识，提高全民族科学文化水平，在急救领域里的一种具体体现？

宗浩：是这样的。从宏观上讲，提高全民族的科学文化素质至关重要。由于我从事急救医学工作，我的专业就"科学普及"而言，更具代表性和典型性。

举一个简单的例子。我曾主持了一个全国急救、灾害医学会议，会议有几个中心议题，其中一个叫"海姆立克急救法"（The Heimlich Maneuver），它是一种很有用的救命的方法，非常简单，几分钟就能学会，及时应用，可以救命。如果在紧急情况下需要应用此法时，而周围的人则不会操作，时间延误，就无法救人而痛失生命。

金：“The Heimlich Maneuver”这个方法我听说过，它是指气管掉进异物时，因为异物堵塞了呼吸道致使病人呼吸困难，很快因窒息缺氧死亡，现场及时采用这个方法，就能将异物从呼吸道里排出，救人一命。这是个很新的方法，我只知道个大概，您能否由此开始，给读者介绍一些最重要的急救方法。

宗浩：几年前我们在故宫举行了故宫急救站的启动仪式。故宫是全世界关注的名胜古迹，平时国内外纷至沓来的参观者每天有好几万人，“黄金周”期间每天高达十几万人，而且游客中老年人的比例越来越高。猝死，确切讲心脏性猝死的情况时有发生。发生后怎么办？打电话找急救车，可是故宫内很多地方车不好进出，待医生到达最快也得十几分钟吧，最宝贵的抢救时机消失。我到处奔波策划，故宫、东城红十字会等有关部门的领导、工作人员齐心协力，建立了故宫急救站，而且我特别强调了心肺复苏，“化缘”到一部自动心脏除颤器（AED），这是一个重要的救命器械！

金：我理解您举的例子，这里有着重要的急救理念。

宗浩：对，介绍急救方法固然重要，但是我们的读者首先应树立一个“急救新概念”（New Concept for First Aid），有了一个明确的符合社会进步与发展的急救理念，随后再谈一些具体的急救知识、技能，乃至介绍一些简单实用的急救装备器械，大家也就容易理解、掌握了。

金：您真是一位像人们所讲的总有一个理论理念而且坚持自己理念的人。好吧，那么，就按照您谈的急救理念来开始我们的谈话吧。

I　我的急救理念
——挽救生命，减轻伤残

理念，似乎很抽象、很空洞，往往有些说教的成分。我认为，做一项事业首先要有个明确的理念，它是宏观理论指导。只有沿着理念的主干，才能去进行各项具体工作，才能去影响周围。在科学普及上，尤其与生命攸关的基础的急救知识、技能普及上，就更为重要了。

3 急救，从医生的手中解放出来，向公众普及

金：愿闻您刚才讲的“急救，应从医生的手中解放出来”的高见。

宗浩：我从参加急救工作时就意识到，急救，必须从医生手中解放出来。因为我们从接到病人家属求救的电话到达现场，往往至少需要十几、20多分钟甚至更长的时间。在大多数的情况下，猝死等垂危病人因为得不到及时的急救已经死了，或者加重了病情。如果现场的公众懂得基本的急救知识、技能，有不少伤病者是可以得到挽救的；也可避免一些伤病者因为不正确的搬运方法而导致严重的后果。

我们传统的急救理念是，越是危急的病人，越需要全由医生处理。现场的人此时往往一筹莫展，束手无策。要么，坐等医生来到；要么，赶紧七手八脚地将他送往医院。似乎只有医生，才是抢救危重病人的“救星”。

这话也对，但绝对不全面。

现场最危重濒死病人的情况，莫过于呼吸、心跳的骤停。比如常见的急性心肌梗死很容易发生的猝死，表现为突然间心跳停止，其他心源性猝死者也很多见。美国每年约有 70 万人死于冠心病，其中猝死者占 70%，也就是说每天冠心病死亡人数达到 100 多人。世界卫生组织（WHO）曾在 21 个地区对心肌梗死及心脏性猝死进行调查，问题十分严重。据资料报告，半小时内死亡的 1114 人中，只有 68 人，也即仅 6%的人死前经过医务人员诊断，更谈不上得到急救了，其后果是可想而知的了。

根据 1995 年第 10 卷第 4 期《中国循环杂志》的一篇文章报道，1984 年北京在 70 万人群监测中，登记核实了冠心病猝死 125 例，无一例复苏存活。1986～1991 年，北京心血管检测区共有 900 例院外心脏停搏者，虽有 15.6%接受了心肺复苏的急救，但成功率却仅为 0.1%。近年来的报道情况与此相同。

金：这么看来，心脏猝死的问题确实太严重了，难道就没有什么好办法对付吗？

宗浩：问题确实严峻，但也有对策，十分重要的一个方面，就是社会的急救普及，现场及时地开展急救。美国西部濒临太平洋的西雅图市（Seattle），在这方面作出了很好的成绩，为我们提供了经验。这个城市从 20 世纪 70 年代开始，十分重视心肺复苏即 CPR 的普及和实践应用。该地区先后抢救了 5120 例院外猝死者，从现场及时进行心肺复苏——CPR，到专业人员即院外专业急救系统（ambulance service）的抢救直至到医院救治，抢救成功至出院者达到 28.9%，是很了不起的！

金：成功的经验是什么呢？

宗浩：最主要的是抓住了现场抢救的“黄金时刻”（Gold time）。因为心脏骤停最有效的抢救时刻是：病人刚刚倒下的几分钟到 10 分钟的宝贵时间段，此时有效的抢救，为成功复苏奠定了基础。如果丢失了这个

Gold time，十几分钟过去了，这时纵使有再高明的医生、最先进的医疗装备，也只能望洋兴叹！

这个宝贵的、生命攸关的时机，绝大多数当然不可能在医院里，在医院眼皮下而是在“医院外”的广阔环境中，在“第一目击者”的视野里。抢救生命的急救知识、技能只是掌握在医生手中，而不能从医生手中解放出来的话，公众没有得到这些知识、技能的普及，没有在现场及时地施展，那么现场及时抢救只是一句空话。

欧美发达国家的普及程度比我国高。如美国西雅图市约1/3以上的民众接受心肺复苏的规范培训，并且定期复训考核，“第一目击者”大多数都懂得急救，就可以不失时机地立即给予急救。

西雅图市的专业急救系统（EMS）即急救中心、急救站星罗棋布。一接到呼救，即可迅速启动离病人最近的急救站人员，因为急救部门属于消防系统，训练有素，行动十分迅速，几分钟赶到现场，立即投入抢救。消防急救人员经过严格的、规范化的、现场抢救的培训考试，急救技能娴熟，而车上的急救装备齐全先进，所以专业抢救迅速有效。像心脏除颤器（AED）等几乎每辆救护车内都有配置。有一次我到西雅图开会，晚饭后散步，我特地作了了解，看到警车内有自动体外心脏除颤器AED，警察会使用它，使我感受很深。

金：谢谢您给我讲了这么多知识。听说这些年来，您和您的同事们在这方面作了很大的努力，取得了不少的成绩，能否给我作些介绍。

宗浩：从20世纪90年代以来，我们在这方面作了一些较系统的工作。主要是心肺复苏，即CPR的培训和建立了猝死的研究与对策的科研。因为在美国西雅图复苏成功的经验既不神秘，也不复杂，任何一位医学科学家尤其是急救医学专家，都希望能在这方面作出成绩，目的十分明确：救死扶伤，发扬人道主义精神。

1992年我从美国犹他大学（University of Utah）作“访问教授”回

国，当时想做的事很多。因为北京急救中心从1982年与意大利政府谈判合作开始，我就负责此事直到建成。在回顾性的调查中，仅由我们“120”接受呼救的猝死电话并随之派出救护车到现场抢救的，在四年半中就有5000多例。这实在是个不小的数字，占危重病人出车数中较大比例。

金：这就是说，在北京的四年半中，你们就抢救了5000多例猝死病人。请问，“猝死”的标准是什么？据我了解，好像各家的标准不大一致。

宗浩：关于“猝死”的标准，在随后的谈话中我们会详细讨论的。在这里，我只想说明一点，那就是像猝死这样最严重的急症、最危急的情况、发生率又那么高，如果公众没有基本的急救知识和技能，坐等医生来到，说句很不好听、很不客气、但也很真实的话：那简直是在等死！话虽难听，但是实情。

所以，急救的基本知识与技能，必须从医生手中解放出来，必须要在社会上最大范围、最广层面上得到普及，必须大量培训“第一目击者”(first responder)，使尽量多的人懂得基本急救知识，学会基本急救技能，以便在“万一”的情况下立即发挥作用。

4 “挽救生命，减轻伤残”是我的现场急救理念

宗浩：经历了半个世纪的急救生涯，历尽了国内外抢救经验教训的反复提炼，成功与失败的冷静思考，科学与人情的严峻判别，进步与传统的客观认知，使我形成了自己对急救尤其是现场急救的基本原则，归纳为8个字：挽救生命，减轻伤残。

金：“挽救生命，减轻伤残”，唔，很精练，涵盖全面。请您作些阐述好吗？

宗浩：其实这8个字也非我独创，可以说是有较长急救生涯同道们的共识吧。你想，总没有比挽救人的生命这项既崇高又紧迫的事情更为重要

了吧！人都快要死了，你不去抢救他的生命，而去处理身体局部伤病的工作，自然是犯有“主次不分”的错误，其结果是生命的丧失。

在救命的基础上，同时要想到尽量减少伤残，或者，当时的伤病虽不足以致命，但处理不当却可以引起或加重伤残。如果在现场急救时不予注意，这种伤残发生、加重了，事后再采取措施，常常是无法弥补而铸成终身遗憾。这种终身遗憾，不仅仅是表现在人们对伤病者道义上的同情、怜悯，而是客观事实上，实实在在造成病人终身的不幸、痛苦！

金：问题有这么严重吗？您能否根据这两句话分别来向读者解释清楚？我有点似懂非懂了。

宗浩：真是对不起，我这个人谈话总按照自己的逻辑思维和盘托出，而没有考虑对方。

“挽救生命”这4个字不用更多解释了。有了生命，才有可能谈到这个复苏了的生命的其他种种预后的问题。但事实上，这四个字与后面的“减轻伤残”有密切关系。一个垂危濒死甚至已经陷入临床死亡阶段的病人，在挽救生命的过程中，很可能因为脑组织缺氧时间过长，脑细胞受到损害，尽管最后被抢救过来，但却遗留下智能的明显低下，甚至成为“植物状态”的废人，这种结果是根本谈不上“生命质量”的。

我想，这绝不是挽救生命的真实含义。所以，在挽救生命时，应该想到其预后的一些问题，也就是“减少伤残”。

还有一种情况是，因为某个大血管被扎伤，大量的出血难以止住，现场没有合适的现代化止血带，临时选了些绷带、布条甚至绳索之类的东西用在局部出血处，牢牢地结扎压迫住血管；或者现场虽有较好的止血带，使用后也止住了血，而结扎止血带以下的肢体部位血液循环却被中断了。换句话说，是靠强大的压力止住了出血，而在这个部位以下的组织因此也被中断了血液的供应，组织细胞陷入了养料、氧气严重缺乏的状态。按照常规，结扎止血带后经过40~50分钟，一定要“松绑”2分钟左右，以缓解组织细胞的缺血，使其得到血液供应。如果扎上止血带后没有明显标志，伤病者在“辗转反侧”途中被人遗忘了，或者现场救护人员缺乏这样的意识，那么，在很长时间（尤其长途运送）后送到医院作进一步全面救治时，才发现其肢体因为缺血时间过长已发生坏死……

金：这就是说，危及生命的大出血在当时虽被止住了，但却造成了肢体因缺血时间过久需要“截肢”这一残酷的事实？

宗浩：是的。这不是“熊掌、鱼翅两者不可兼得”的问题，而是可以做到既止血又保护肢体，问题就在于因为缺乏基本急救知识而导致的后患。

金：请您谈谈关于在现场并不立即致命，但处理不当致伤残的情况。

宗浩：这类情况也比较普遍。我经常回忆 1976 年唐山地震的情景。我印象最深而且最使我心碎的事情，就是我接触了大量的截瘫病人。

地震造成的房屋倒塌，造成的种种外伤尤其是脊柱损伤十分常见。现场对伤病者的搜寻搬动、转运途中的颠簸振荡、临时救护站的处置不当……几乎所有的环节都有可能造成、加重伤员的脊髓损伤，也就是说容易导致发生截瘫。如果在这些环节中，我们很注意而且严格按照规范（事实上很容易做到）去处理这类伤员，也就可以大大地降低截瘫的发生。

根据国内外大量的资料，尤其是曾任美国夏威夷大学急救系主任、联合国世界卫生组织下设的国际灾害人道管理中心主任 Frederick M. Burkle 教授（他是我很好的朋友和同事）参加过两次海湾战争，领导卫生和创伤急救工作。我多次与他讨论地震及战伤等伤害时，都认为房屋倒塌、重物打击是最早、最直接，也是最普遍对人群造成伤害的最大原因，对人最易造成多发性的损害，其中脊柱损伤为多见，他十分强调现场救护的特殊重要意义。

我们从脖子后摸到的一个突出的骨头，那是第 7 颈椎，这就是说由此向上还有 6 块颈椎；由此向下是 12 块胸椎骨，由胸椎向下还有 5 块腰椎，再下面是骶骨和尾骨。在脊椎骨与脊椎骨相连组成的脊柱中，有一根相通的管道叫椎管，里面藏着脊髓。由于脊髓的生长速度不如脊柱，因此成年人脊髓的末段仅仅达到第1腰椎的下缘，第2腰椎以下就没有脊髓，只有神经根，即我们称谓的马尾。

地震造成山崩地裂，使建筑倒塌，其所造成的强大力量可直接作用于脊柱；或者人由高处摔下足臀着地，或者石块等重物击中头部、肩背部，很容易造成颈椎、胸椎及第1、第2腰椎的骨折脱位。脊椎发生骨折后，“城门失火，殃及池鱼”，必然影响到椎管里的脊髓。因为椎体的后侧可能突入椎管，椎管向前或侧方移位，以致引起脊髓的损伤。

金：我知道脊髓的损害是一种十分严重的损伤，它常常导致人的截瘫。

宗浩：是这样的。但这绝不是说发生了脊柱骨折就必然会发生截瘫，要根据骨折的严重程度和现场处理、转运途中等因素决定。

重物的打击致脊髓损害，通常分为脊髓休克、硬脊膜外血肿、韧带或骨性压迫、脊髓或马尾本身的破坏这3种情况。

第一种即脊髓休克，是脊髓本身并无器质上的损伤，1～3周后感觉与运动逐渐自行恢复，最后截瘫完全消失，所以它是一种功能性传导上的障碍。第二种情况，如果造成硬脊膜外压迫性截瘫的压迫持续存在，可转变为痉挛性瘫痪，如时间过久，脊髓发生缺血性萎缩，功能无法恢复，痉挛性瘫痪即成永久性截瘫。第三种情况最为严重，那就是严重的脊椎骨折或脱位，损伤脊髓，甚至引起脊髓髓质内血肿、神经纤维束的撕断和神经细胞的破坏，它们造成的截瘫则多呈永久性的，预后很不好。而在地震时，由于打击的力量太强，造成这类情况也最多见。

金：我是否可以这样理解，在地震时，当脊椎骨被重物打击时，应该想到有可能发生了脊柱骨折，有可能发生上述3种情况，尤其是第三种最严重的可致终身截瘫。因此，在现场救护措施上，一定要采取正确的方法，避免或尽量减少第三种情况的出现。

宗浩：你总结得很正确。地震瞬间，一时也难以区别到底发生了哪种情况，何况第三种情况发生率最高。

关键是在现场，从搜寻到伤员，从直接接触、碰及伤员的肢体一开始，我们就要想到可能发生了脊椎骨折，就会小心谨慎行事。千万不要用传统的做法，扶他走几步，试试能否活动；或者一人抱头一人拉胳膊扶腿地搬动；把伤员放在软担架上；在颠簸不平的路上任脊柱受到剧烈振动打击；给伤员用什么按摩牵拉等手法……这一些均会使骨折加重，使脊髓损伤加重，使本不会发生的截瘫发生了。这样的血的教训，这样的以生命为代价的教训，在地震中，在其他如交通事故、塌方意外中实在是太多见了，真是屡见不鲜。在2008年汶川发生大地震后，在灾难的最初几天中，我在中央电视台、中央人民广播电台等媒体上谈“急救”时，十分强调这个问题。这就是为什么我多年来喋喋不休、大声疾呼现场救护原则的“减轻伤残”的缘由，我是用心血在声嘶力竭地呼号呀！现场一定要用脊柱板呀！现场一定要用硬板抬送伤员呀！

5 急救社会化要冲出医院的围墙，走到社区走进家庭

宗浩：我想讲一下“急救社会化”这一现代急救的基本理念。为什么几十年来我总是在讲这个问题呢？甚至有人说李宗浩就是不要卫生部门来领导急救中心，为此，我真是无奈。

在我们传统的目光中，急救是医疗卫生部门的事情，确切地讲是医院、急诊室的工作，那么怎样来理解急救要成为社会化、急救要成为社会来共同操办的事业呢？

金：我也有这样的疑问。我看过一些书，知道急救医学的历史源远流长。在原始社会，人们为了生存，在狩猎或进行其他活动中，经常发生一

些外伤，早期采用树叶、草茎涂敷伤口；用烧热的石块、砂土作局部热敷；或用小石头经磨剔而成锥形的“砭石”来叩击皮肤、浅刺出血和割治排脓，这些都是原始的医疗急救手段。我也看过关于“神农尝百草，一日遇七十毒”的文章，无非是讲那些人们在寻找食物的过程中，往往误食一些有毒植物，因而引起疾病或死亡。人们在反复实践过程中，识别了一些有毒植物，同时也积累掌握了医疗急救的方法。也许，这就是最初人类对于急救的最基本认识和掌握的方法吧。

宗浩：是这样的。现代急救，起源于欧洲，法国的 SAMU 即法国全国急救复苏流动组织，影响较大，它于 20 世纪 60 年代后普遍建立。50 年代当时基于巴黎流行小儿麻痹症，医生到达现场时，因为时间太晚，孩子发生了呼吸肌麻痹，急救不及时、无效，不少患儿身亡，这使得有识之士，深感城市必须建立迅速有效的急救系统来处理各类危急病人。

他们注重建立现代化的通讯指挥系统，注意救护车服务（ambulance service）系统，重视车辆、医疗装备、急救人员技能的规范化、标准化，尤其在急救人才的培养上取得的成绩较大，在国际上有很大的影响，或者说，它影响着现代欧洲的急救事业。法国的 SAMU 已基本上从医院领域脱离出来，开始走向社会，或者说开始迈入了“急救社会化”。

1983 年 4 月，我带队到法国，与巴黎急救界的专家们详细地讨论，在中国首都建立一个现代化的急救中心该是什么样的模式和如何运作。我们还特地从巴黎坐火车到法国南部的图卢兹城，向图卢兹大学附属医院的急救专家拉亨教授请教。

图卢兹是法国南部的一座中等城市，也是一座文化名城，30 多万人口，有现存最大的罗马式教堂，还有创建于 1229 年的著名的图卢兹大学。它是国际上最早使急救社会化的城市之一。

该城市不大，在医院的急救总部下，根据地域、交通、人口等因素，下面还设有四个急救站，三处在医院，一处在火车站，形成了一个便于急救的网络，深入到城市各处，一般呼救发出后 4 ~ 7 分钟，救护车即能迅速到达现场。

图卢兹大学医学院的拉亨教授在 1963 年提出了图卢兹的城市急救必须要形成网络，必须要社会参与，急救应该有市政当局、社会团体都来参与，并提出这座城市应该由若干个急救站形成网络。当时很多人不赞成，认为“没有必要”。也有小部分人赞成他的意见，但觉得实施起来很困难，认为“没有可能”。

拉亨教授并不气馁，仍然向市政当局不断地提出建议，写出具体实施方案，并利用一切机会来表达他的这个心愿。他的不屈不挠精神和行动，渐渐地影响了不少人，他的工作也逐渐得到了有关部门的支持。现在的网络健全了，运转灵敏了，城市的居民一旦有危急病人或遇有交通事故等，几分钟内救护车便能及时到达现场，急救后，迅速地送到了医院。拉亨教授现在成了这座城市里最受欢迎的人之一。由于他的建议和他本人身体力行的工作，使该市不少危重病人得到及时的救护，保护了生命。

我记得十分清楚，拉亨教授深情地对我说：“我希望中华人民共和国的首都北京将要建立的急救机构，一定要有急救网络，一定要有社会参与，一定要社会化，只有这样，才能真正做到急救。”

急救必须走出医院，必须有社会的参与，这个观念在我多年的急救生涯中已经走到社区走进家庭，根深蒂固地形成了。

束缚在医院围墙内的急救或急诊，或者城市中孤零零的急救中心、急救站，或者城市中虽有若干个急救站却不能形成有机的急救网络，或者仅仅靠医疗卫生部门而没有与市政、公安、消防、建筑等有关部门联合，是无法真正有效地开展急救的。其结果，有可能让被挽救的生命再次丧失，有可能避免、减轻的伤残再次发生或加重。当我把这些基本观念告诉拉亨教授时，他频频点头，紧紧地握住了我的手。

金：据我所知，近 30 年来美国的急救体系在主导着现代急救社会化。

宗浩：是的。20 世纪 80 年代后，随着心肺复苏即 CPR 在全球的普及，使公众的急救理念和急救知识、技能进一步得到广泛传播，自然急救社会化随之“水涨船高”。在这方面，美国作出了很大成绩。它主要表现在城镇专业急救体系（EMS）的成功建立和高效运行，使急危重病人得到及时的专业急救，生命救护有了较好的保障。而急救社会化，急救大普及，使广大公众掌握以 CPR 为主的急救知识、技能也促进了专业的 EMS 工作，成为一种“良性循环”。试问，如果“急救”仍被束缚在医院中，高悬在科学殿堂里，那么处在现场生命岌岌垂危者怎么能“争分夺秒”得到急救呢？急救必须社会化，也只能走入社会、走到社区、走进家庭及一切现场，才能真正发挥救死扶伤作用。所以，从 20 世纪 80 年代至今，美国的专业急救体系（EMS）和“生命链”的先进理念引领着、代表着现代急救社会化。

Ⅱ 第一救命术——心肺复苏

被誉为世界第一救命术的心肺复苏（CPR），在20世纪70年代后，风靡全球，挽救了不少人的生命。我认为，它是20世纪医学领域里的伟大成就。同时，也雄辩地证明了，急救只有真正走向社会，知识技能得到充分的普及，才会产生巨大的威力。不该过早终止的生命被挽救，使其重现辉煌！

6 心肺复苏，医学领域一颗光芒四射的救命星辰

宗浩：我的急救理念的阐述可以告一段落了。如果按照教科书的规范，总论写完就该写各论。各论的第一章是重要的，并有涵盖全书具有主题词的作用。

金：那您首选什么重要的内容来向读者介绍呢？

宗浩：当然是心肺复苏。因为我在急救理念中阐述关于现场的急救原则时已明确地提出了“挽救生命，减轻伤残”这8个字。挽救生命的具体化，就是救命。因危重急症、突发意外事件导致伤病者呼吸、心脏骤停，处在濒死或猝死阶段可用心肺复苏术来挽救它。

金：CPR是心肺复苏的英文Cardio Palmonary Resuscition的缩写，是

由心脏的C、肺脏的P、复苏的R构成，对吧？

宗浩：完全正确！由此可知，CPR的具体内容是关于心脏复苏、呼吸（肺）复苏的知识和技能。它是20世纪60年代后，医学科学家的重大建树，是人类社会在普及医学知识上最为成功、最为广泛、影响也最为巨大的技术。

金：李医师，您在急救医学领域里是一位很有造诣的专家，而且讲话严谨，用词得当。您对CPR的评价，使用了3个“最”字，我想它定有不凡之处。但据我所知，心肺复苏中的呼吸复苏，在20世纪60年代以前早已出现，很多年前，我就看到过以前出版的一些书籍介绍的人工呼吸方法中有仰卧压胸、俯卧压背法。这些人工呼吸方法，能否列入CPR的范畴呢？

宗浩：准确地讲，构成一个现代的、实用的、完整的心肺复苏法，是20世纪60年代完成的。但因口对口吹气术的重新发现并且由此引起关注，从而引发了医学向社会普及。1958年8月彼得·沙法（Peter Safar）教授在北欧的著名演讲“掀起一场复苏医学的革命”，得到了挪威企业家奥思蒙·拉多（Asmand Laerodal）先生的积极响应，并制作生产了复苏模型，所以人们将这个日子视为现代心肺复苏医学的最早号角。

呼吸的复苏主要以口对口（鼻）吹气方法为代表；心脏的复苏主要以胸外心脏挤压（以前还有心脏按摩、心脏按压等名称）为代表，两者协调有序地在现场采用。这个方法后来又称为“基础生命支持”，英文是Basic Life Support，简称BLS。

你刚才讲的仰卧压胸、俯卧压背式的人工呼吸，以及过去还有仰卧牵背式人工呼吸等方法，广义地统归为心肺复苏中的呼吸复苏方法。但事实上，这种依靠对胸部、背部施加压力，间接地压迫肺脏造成被动的呼吸运动所起作用很小，很难真正达到气体交换，完成呼吸活动从而使呼吸复苏。

在我早年从事急救工作时，那时口对口吹气式的人工呼吸在中国还未实施，尽管我也知道这种方法，但由于种种原因很难在现场采用。我们遇到触电、溺水者时，面对病人的呼吸、心脏骤停，采用的措施是俯卧压背或仰卧压胸式的人工呼吸，呼吸复苏的效果很不理想；而对心脏的复苏，那时胸外心脏挤压绝大多数人不知道，没有在现场采用。所以 CPR 真正的问世、采用，真正进入到我们的实际生活，发挥救死扶伤的作用，应该从沙法教授等重新发现“口对口吹气”并开始应用心脏挤压的 1958 年开始。

金：我听说您与 CPR 的创始人、当代急救医学的泰斗沙法教授很熟悉，能不能详细地介绍这个人，这种重要急救方法的由来和它的科学内容？

宗浩：CPR 的创始人之一、当代急救医学的泰斗是美国匹兹堡大学国际彼得·沙法复苏医学、灾害医学研究中心主任彼得·沙法（Peter Safar）教授，他本人是从事麻醉医学的。急救医学早期起源于麻醉医学，因为一旦出现麻醉过深或麻醉意外，则可发生呼吸、心脏骤停，需要及时正确有效地抢救。沙法教授对于人工呼吸是很有研究的，正如您所讲的读到过几十年前出的书中介绍的一些俯卧压胸背的人工方法，医学家们也早就注意到这些方法造成的气体交换量很小，很难在现场抢救中起到作用，所以复苏成功的报告真是凤毛麟角。沙法教授曾经这样说过，“本世纪（20 世纪）50 年代前真正的复苏，在现实生活中不存在”。

20 世纪 50 年代，沙法教授与 ELam 等人通过研究助产士怎样应用口对口呼吸来复苏新生儿，又重新发现了这项救命技术。1958 年沙法等人确认口对口呼吸有效，向世界正式提出了口对口吹气式的人工呼吸法。同时，也提出应该放弃用双手压胸背间接地压迫肺脏将肺内空气压出，然后胸腔扩大肺脏回位，空气由外界进入呼吸道至肺完成吸气动作这一传统的效果不理想的做法。他以激动的心情宣称：“口对口吹气的应用，将是复苏医学的一场伟大革命！”1958 年 8 月，这位当时 30 多岁的医生到北欧的挪威发表演讲，他激动人心地告诉大家，一场复苏医学的革命已经来临，使用口对口吹气会大大提高对猝死者抢救的成功率，人工呼吸将进入到实际的生活、工作环境中。但眼下十分困难的是普及口对口吹气法需要有教学模型。正在台下听讲的挪威企业界奥思蒙·拉多立即响应，愿为此与沙法合作制造普及模型，支持沙法。

金：为什么奥思蒙·拉多“心有灵犀一点通”，立即能理解沙法演讲而且付诸行动呢？

宗浩：沙法说，现在我们可以应用一种直接对着病人的嘴吹气，吹气进入呼吸道、肺脏，使病人主动吸气，然后肺脏再被动地呼出。这个方法的可靠性就十分清楚了，救护人的嘴对着病人的嘴，通过咽喉、气管，进入肺脏，此时，可以看到病人的胸部略有隆起，正像我们平时吸气时胸廓稍有扩大的实质性意义一样。自然，这种方法比起昔日的压胸压背的人工呼吸法可靠多了。拉多十分理解沙法所言，确实“一点通”，因为他有一段切身经历。

1954 年的夏季，挪威一位从事儿童玩具及制作模型商人奥斯蒙·拉多带着 2 岁的儿子去海滨游泳，不慎，儿子发生了淹溺。救起儿子时，呼吸刚刚停止，情况十分危急。拉多当时并不懂得急救知识，只是本能地提起儿子的双腿用力摇晃，并牵动儿子的两个胳膊帮助扩张胸部，孩子得救了。此后，拉多意识到普及急救知识、技能的重要，所以他对彼得·沙法口对口吹气理论的应用十分感兴趣，两人“一拍即合”。

1959 年，当春尽夏来之际，拉多制造了一个与真人大小一样的模型。救护人只要做口对口时的方法正确，在对模型吹气，模型人接受了吹气，气流进入肺部起到了人工呼吸的作用，模型人的胸廓即会隆起，表示人工呼吸十分有效。

彼得·沙法见到完全符合他要求的口对口吹气的模型人及其表演的成功后欣喜若狂。他们就称这位女性的模型人为“复苏安妮”，后来人们又习惯称为“安妮小姐”或“复苏安妮”。当然，关于“安妮小姐”的“身世”可以写一本小说，2008 年 5 月我在挪威看了一些资料，尤其与小拉多先生（即当时淹溺的小孩）的谈话很有意思，以后有机会再谈。

随着科学技术的不断进步，“复苏安妮”也在更新换代，也在不断地丰富、完善、发展自己。现在，她已不仅为操作者提供口对口吹气、胸外心脏挤压的训练，而且还可以进行气管插管、心电显示、心脏除颤等一系列抢救的培训。同时，检测这些方法操作正确与否的指示也都清清楚楚地告诉训练者其操作方法的对与错。近年来推出的“迷你安妮”更简便易学。

金：我是否可以这样理解，口对口吹气及胸外心脏挤压这两项是心肺复苏的基本救命技术，由于有了一具理想的模型，依靠这具模型来显示这个复苏方法的有效“真实可信”，并且使人们可以在这具模型上进行演练，从而极大地促进加速了 CPR 在社会层面上的广泛推广。

宗浩：你归纳得完全正确。有了很好的方法，而这些方法又必须让广大民众掌握，如果只是让医生等少数专业人员知道，又难以练习操作，不就等于把它关闭在象牙塔里吗？

现在，CPR 在全球已得到很大的普及。21 世纪初，在有 3 亿人口的美国，多年来的培训、复训人数已达到 7000 多万人次，这是一个多么巨大的数字呀！我国也有此趋势。我和我的同事们以满腔热情来推广 CPR，使尽量多的人懂得、了解、掌握 CPR，也就是使有更多的“第一目击者”，在一旦需要“英雄有用武之地”时去救人。但是，很关键的一个问题，我们对 CPR 培训缺乏规范，师资无资质，考核少标准，我很担心。

正如彼得·沙法教授所说，美国 20 世纪 60 年代后及世界各地 20 世纪 70 年代、80 年代后，在过去几乎是不可能在医院外抢救濒死、猝死者，现在复苏成功的报告似雨后春笋般层出不穷。不少国家的城市社区，把 CPR 的培训普及率的高低，视为其文明程度的一个标志。

7 口对口吹气，唤起生命重奏的春风

宗浩：现在我们就具体地来介绍心肺复苏的基本知识、技能。

金：您的意思是我们来向读者介绍心肺复苏？

宗浩：对！真正的科学普及，我认为是要抓住这件事物的科学核心，正确地表述它的科学实质，简洁地介绍它的科学方法，从而使人们从科学理念到普及应用上，有一个较为完整清楚的概念和应用。也就是说，既知其然，也知其所以然，而不是盲目地只知如何做一二三，却不知这一二三的缘由。

好，现在就来介绍一下口对口吹气即呼吸复苏。它的基本方法非常简单，用一句话即可概括：救护人的嘴对着伤病者的嘴吹气。基本原理也很清楚，救护人吹进去的气，如同病人吸入的空气，即用他人的吹气完成自己的呼吸。基本过程也很明了，气直接从嘴（或鼻）进入咽喉、气管、肺脏，让氧气进入到肺泡壁上丰富的毛细血管内，通过血液循环将氧气送到全身。

所以，这里存在着几个必须弄清楚的问题。第一是要保证救护人吹进去的气真正地通过呼吸道进入到病人的肺部，也就是说，呼吸道要畅通，气的出入要通行无阻。医学上将口对口吹气的先决条件叫“开放呼吸道”，就是这个意思。

“开放呼吸道”的方法很简单，迅速清理病人口鼻内的呕吐物、痰涕、泥沙等，取出义齿（假牙），将衣领、胸罩、腰带等解开，以免妨碍呼吸运动。

对“开放呼吸道”的实质性措施是——头部要后仰，头部后仰使呼吸道处于一条直通的状态，空气进出自如。如果头部不后仰，甚至有的人为了让病人“舒服”，像平时睡觉垫个枕头那样，这种姿势将致使呼吸道处在一种曲折的不畅通的位置。此时，你即使花了很大气力地吹气，空气仍难以在几乎封闭的通道中前进，起不到口对口吹气的作用。

不要看轻了这个小小的体位。很多有可能被挽救的生命，常常就因为在现场抢救时不注意“开放呼吸道”，表面上在努力地吹气，在挽救生命，事实上气根本没有通过呼吸道进入肺脏，最宝贵的抢救时机丢失了。此后，你纵然使用气管插管、接上呼吸机作有效的人工呼吸，却再也唤不回已经失去的生命。

金：问题真有这样严重吗？

宗浩：我没有言过其实，绝没有危言耸听。我经历过很多这样的场面，有些还是用简易呼吸器在作“口对口吹气”式的人工呼吸。我凭着多年急救的职业习惯，只要看到病人躺在地上或床上，病人头部没有作后仰，我立即用听诊器在他胸部听诊，虽然救护人捏皮球（简易呼吸器的皮囊）的手在一捏一松，理应可以听到空气进出肺部的呼吸声音，但从我的听诊器中却听不到任何声音，不是听诊器的耳塞、皮管堵住了，而是病人的呼吸通道因这种不正确的位置堵住，空气无法进出。眼睁睁地让宝贵的抢救“黄金时刻”在这些徒劳无益的操作中流逝是多么可惜呀！

金：哦，我理解了，开放呼吸道确实很重要，道路不通，还有什么可言呢。另外，要注意哪些关键之处呢？

宗浩：吹气的力量。这个问题看起来很简单，可以用两个字概括：适度。也就是说，呼吸道通畅了，吹气大小救护人可以决定。由于伤病者的情况不同，身强力壮者、体弱瘦小者、成年人、婴幼儿等不同类型的人，吹气的力量自然不一样。对体魄强壮者，吹气力度要大；对体弱幼小者，吹气力度要小。我想，“适度”是比较科学的注释，可以气吹进后，伤病者胸廓的反应作为依据。

金：这就是说，病人的胸廓有起伏，起伏得比较合适，是理想的吹气力量。那么能不能根据我们自己平时的呼吸，在吸气时胸廓略有隆起作为标志呢？

宗浩：你的理解以及以胸廓略有隆起作为吹气最为合适标志的注释非

常正确。如果吹气用力过大、过猛，会造成对咽部的压力而使食管开放，空气入胃而致胃膨胀；空气入肺也因压力过大，会将肺泡吹破。如果吹气用力太小、太弱，空气出入量太少，不足以达到气体交换的目的。所以，吹气一定要适度。

从生理学角度来看，对一个成年人适度的通气量为 800 ~ 1200 毫升。吹气的频率以每分钟 12 ~ 15 次为宜，或者也可再稍慢一点，即每分钟 10 ~ 12次。在现实抢救中，人们常常在吹气频率上掌握得较快。正如前面说的，过大的吹气容量的弊病，同样也反映在过快的吹气频率上。

为了保证每吹一口气确实起到作用，救护人在吹气时，一手将伤病者的鼻孔捏住，避免气由此漏出；两嘴要“严丝合缝”地对紧。气吹完后，再将捏鼻的手松开，嘴离开，令伤病者的胸部回位，被动将气排出。（图 1、图 2）

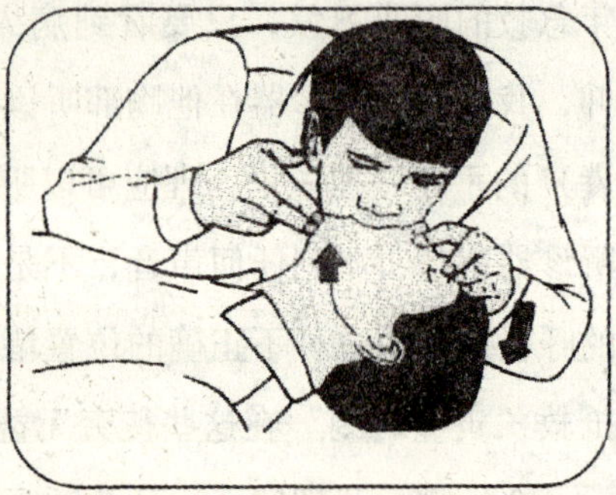

图 1　成人口对口吹气

金：从生理学观点出发，鼻子也属于上呼吸道的最前哨，请问“口对鼻吹气”能否达到“口对口”的同样目的？

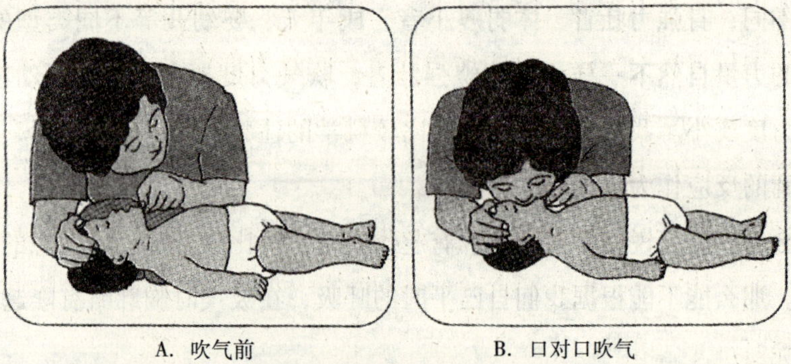

A. 吹气前　　B. 口对口吹气

图 2　婴幼儿口对口吹气

宗浩：完全一样。只不过习惯上不大做口对鼻吹气，所以讲得不多，人们也就不以“口对鼻”为然了。在某些情况下，口对鼻的人工呼吸更为有效，如口腔不能打开、口腔严重外伤、口唇不能紧闭时，均可采用“口对鼻”法。具体操作方法与口对口吹气一样，只是“严丝合缝”地向鼻孔吹气。

金：也许因为我不是医生，我觉得救护人用嘴直接对着病人的嘴吹气，总感到很不自然，尤其现在改革开放后，一些传染病特别是性传染病比以前多见了，这样直接地、毫无防护措施地吹气，是不是很安全呢？

宗浩：采取一些必要的措施，不仅是应该的，也是可能的。在2000年9月发布的新世纪国际CPR指导标准中也特别注意到这个问题，提倡在条件可能的情况下使用一些简单器械。现在生产的一次性使用的简易呼吸面罩就可以解决你的后顾之忧，而且也很省事、省钱。这种简易面罩有一个透明的具有单向瓣膜的进气口，它使空气沿一个方向进入病人的呼吸道。操作时，将面罩覆盖在病人的口鼻并密闭好，防止脸与口罩之间漏气，至于吹气等方法与上面介绍的一样。

在紧急的现场找不到合适的器具，可在病人嘴上盖一块薄薄的纱布，或透气好的手绢，以避免直接接触的方法都是可以采用的。但必须明确或者要强调的是，气吹进后，病人胸廓一定要稍有隆起，也即达到一定的气体交换量。

金：我还有一个问题想要弄清楚的是，救护人的嘴将自己的气，也就是自己的呼气吹进病人的体内，这就是说，病人吸进去的气，是我们正常情况下的呼气，是这样吗？

宗浩：是的，病人吸进的气，正是我们的呼气，你讲的没有错。这有什么问题呢？

金：当然有问题，呼气中的氧气含量……

宗浩：噢，我真有点糊涂，忘了给你解释。你的顾虑我清楚了。你是说，正常人的呼气，二氧化碳含量明显地增高，而氧含量急剧地下降，这样的气体成分、比例对病人是否有用，是否有效，会不会有什么问题？

金：我正是这个意思。

宗浩：我们先来了解一下大气的成分：大气中氧占20%、二氧化碳为0.03%～0.04%，其余均为氮。这个成分和比例，是我们正常情况下呼吸时吸进的气体。通过人体内的血液循环气体交换，氧被组织细胞利用，新陈代谢产生的废气二氧化碳，经历了这个“吐故纳新”过程，使我们呼出时的气体成分比例有了明显的变化：氧减少了或者说消耗了不少，此时占16%，二氧化碳产生了不少，占4%，其余的仍是氮。

这就是说，我们呼气的这种气体成分与比例，成为垂危病人的吸气，有没有用？有没有害？生理学家、医学家的理论、实践回答是十分明确的：在现场抢救中是十分有用的，没有害处！正如一个处在严重的饥寒交迫状况下的人，尽管给他不如平时那样丰富的饮食、厚暖的衣着，但够温饱的饮食和衣着足使他摆脱当时的困境。当然，如果长时间地、连续多个小时地采用口对口吹气，过高的二氧化碳浓度对身体是不利的。但是，在现实中，现场紧急地采用口对口吹气后，很快有一系列的医疗专业抢救紧随其后，长时间地采用口对口吹气也就不存在了。

口对口吹气的人工呼吸，经历了几乎是全球范围的大普及和大推广，它的成效是毋庸置疑的。它真像阵阵春风吹绿了生命的原野，唤起勃勃生机！

但我要补充的是，近些年来美国不少学者甚至在国际急救指南中对吹气的重视程度大大降低，认为不少猝死者主要是心源性所致，在开始几分钟可以先不作吹气，如仍不出现呼吸，再作吹气。对此，有不同见解。作为普及，作为最通用的急救方法，口对口吹气仍然是重要的不可缺少的救命措施。

8 心脏挤压，如拨动停顿的钟摆重启血液循环

宗浩：现在我来介绍心脏复苏的急救方法——胸外心脏挤压。

金：我最近看到您写的关于心脏复苏普及的文章，是先提及心脏除颤，再介绍心脏挤压，不知道这种提法与您现在讲的有无矛盾。

宗浩：近年来国际上介绍 CPR 时，不少书刊是先谈除颤。其实早在 1990 年前我就多次提出除颤应列在心脏挤压之前。今天这样讲，是为了便于 CPR 的常规叙述，因为在后面我要专门列“生命链”一章来介绍心脏除颤，在这里只好先搁置一下了。

好，现在来介绍心脏挤压，确切讲是胸外心脏挤压。因为打开胸腔来进行的心脏挤压，称为胸内心脏挤压，显然，开胸的方法不是民众能操作的，不是一种普及方法；而且大量的经验及文献都告诉我们，胸外心脏挤压只要操作方法正确，及早采用，其效果丝毫不比开胸的胸内心脏挤压差；更由于其及早采用，比到了实在不得已时才作胸内心脏挤压时的效果要好得多。

但是，在人们的传统意识中，对胸壁外压几下能使心脏复跳吗？能维持血液循环吗？总有点不大相信，所以，人们对这种方法的采用和推广所持态度不甚积极，不像口对口吹气那样，效果立竿见影，易为人接受和理解。

金：我就有点多虑。对于被钢筋骨架般围得像个金丝鸟笼似的胸廓及其深居中央的心脏，我们在胸外挤压，“关山遥阻”怎么能承担起使心脏复苏这样“临危受命”的重任呢？

宗浩：有这种顾虑的人不在少数，也正因为这种顾虑，使得胸外心脏挤压的推广晚了 100 多年。早在 19 世纪，有人在狗的身上进行过胸外挤压而使心脏复跳的实验，已有了研究报告。可惜，这个报告并未引起人们

的重视，当然也存在着“重复”使用这种方法的效果不甚理想的现象。因为狗的胸廓是尖尖的，在胸前区施压，位置不易固定在理想部位，容易滑动以及其他诸多原因，复苏成功者极少。就这样，这种胸外心脏挤压法被打入了“冷宫”。

到了20世纪60年代初，美国专家戈登医生在人身上进行胸外心脏挤压复苏的成功报告，随后成功病例接踵而来，使得被“淡出”了一个世纪的心脏挤压法终于得到了它应有的辉煌。因为，首先从理论、解剖、生理上肯定了在胸壁外进行挤压对心脏的有效作用，即驱动血液的流动形成循环，达到“人工心跳”的目的；而实践中，成功病例大有节节攀升之势。当然，这些大量成功的病例在复苏的现场不断出现，十分重要地或者说借助于，或者说“相得益彰”于口对口吹气的人工呼吸的共同协调进行的结果。

金：您能否从刚才讲述心脏挤压的理论、解剖、生理方面来解释它对维持血液循环的可能性，或者说可靠性呢？因为读者也包括我在内，对于体外进行挤压来推进血液，使心脏复跳总有点“认识距离”。

宗浩：我开始时也有这种“认识距离”。这些年来，随着在急救领域里经验、教训的不断积累，我时常喜欢利用一点时间，独自安静地思考我的工作实践和理论学习，然后进行综合思维，并从思维中给自己今后吸取一些教益。其实，当你对某些问题有了较深入的了解或者说有了一些研究心得后，再回过头来想一下当初你对这个问题的认识，往往会有“哦，原来如此，原来并不十分复杂”的感悟。事物的发展都有它的基本规律，它不会逃脱、违背基本规律的。如同秋季，它是成熟丰满的；冬季，它孕育着新的一年。没有秋天的成熟，绝不会出现春天的生机，我们对事物的认识也是这样。

心脏，从心肌本身的特点来看，它的自律性在人体组织中实在是无与伦比的。记得我在故乡南浔中学上生物课时，一个简单但印象极为深刻的实验课永远铭刻在我的脑海中。我的老校长是新中国成立前上海复旦大学的高才生林黎元先生，他将一块玻璃片放在桌子上，用一把小小的解剖刀把一只青蛙的心脏轻轻地剔出来，然后把它放在玻璃片上。惊奇的现象出现了（至少在当时我那个时代）：青蛙的心脏虽已离开了它的躯体，仍然在那里自信地有节奏地跳动！离体的蛙心竟然跳动了好久。老校长言简意赅地讲了心肌的自律性，几乎影响了我一生对 CPR 的坚定信心。

随后，在国内外医学院校的生活，或者说在读书时，我从对心肌的自律性，到要促使心脏复跳采取措施的科学认识，都是充满信心的。因为蛙心的实验课对我的影响太深了。我后来看到俄罗斯的生理学的研究指出，死亡后婴儿的心脏给予生理溶液的灌注，居然还能跳动 24 小时；后来还看到不少欧美在这方面有相同结果的文献报道，可以说心肌的自律性是复跳的一个基础，甚至是一个重要的基础。

在生理解剖上还存在一系列有利于心脏复跳的特点。心脏虽处在“铜墙铁壁”的包围之中，或者说心脏藏在胸腔内的位置是固定的。心脏的前面有狭长形的胸骨；后面是条索状的脊椎；心脏外有心包包住，使它不易向两侧移动；前胸壁富有弹性，胸骨与肋骨交界处是肋软骨。

在这样的态势下，如果给心脏正面即胸骨处施加压力，在胸肋交接处，它受压后可以牵动胸骨下陷而不至于使胸骨发生折断（如果要在肋骨上施加压力，硬邦邦的肋骨在压力面前就会一根根地发生折断）。当胸骨下陷 3 ~5 厘米时，而在脊柱背后又有坚硬的支撑物，造成了前压后顶，就能明显而有力地压迫着心脏。此时，左心室压力明显升高，大于主动脉压，将使得左心房、左心室间的门——二尖瓣关闭，而左心室、主动脉间的主动脉瓣开放，将血液挤压至主动脉，推动血液在血管里奔流，维持血液循环。当挤压的力量解除，陷下的胸骨由于两侧肋软骨的支持而复位，心脏受压也被解除而处于舒张状态。这时，胸腔内压增加，从而促使静脉血回流至心脏。

金：这就是说，对心脏的“有懈可击”处就在胸骨。

宗浩：对，在胸骨下 1/2 处。在此处即心脏前方施加压力，而同时要让病人的背靠在坚硬的物体上，如木板床、平整的地面上。这样，心脏的后方脊椎处于硬物顶着的态势；背部靠在硬处也被强顶着。这种前压后顶，使心脏无后退之路，造成了“前后夹攻”，心脏被“夹攻”压缩，达到排出血液，维持血液循环的“人工心跳”作用。这是胸外心脏挤压原理的“传统理论”，称为心脏泵学说。

金：我明白了为什么在胸腔外，也就是在胸壁上施加压力，能达到压迫心脏推动血液前进，维持循环的机制了。但是，从您讲的心脏泵学说是传统理论，难道现在还有新学说？

宗浩：后来人们发现，胸外心脏挤压并不是如心脏泵学说那样，左心室压力大于主动脉压力，因为心脏停搏后，做胸外心脏挤压时，心脏已不再是泵。促使推动血液在血管中流动的力量主要是由于胸腔内、外的压力差，随之提出了“胸泵学说”。在此只是提一下，我们就不要花精力去讨论它了。

金：现在就请您给读者具体地来介绍胸外心脏挤压的操作。

宗浩：我想主要应掌握 3 个方面的内容。

第一，病人的体位一定要正确。也就是病人要取平卧位，背部必须要有一个“硬后台”——背靠平硬处，这个十分重要的道理已如上所述。不要小看这个“硬后台”，在现实抢救中，我们常因紧张而忘却，病人睡在如弹簧床、沙发床、棕绳床等软床时，极易造成“软后台”；或者病人刚好在长沙发上，或被搬放在帆布担架上，这样的体位是起不到心脏按压作用的。

第二，救护人按压病人胸部的位置一定要准确。也就是挤压胸骨下 1/2处，即胸骨的下半段。怎么来确认呢？当然在现场无法用解剖学的眼光来处理。我认为在两乳头连线正中点的相应之处，这是最好、最容易找的位置。可惜在20世纪80年代提出后，被不少人质疑，这不符合国际权威的胸骨下1/3位置。我只好根据自己的经验再详尽描述一下：在颈部凹陷下，这个地方很容易摸到，凹陷下正是针灸穴位的“天突穴”，用救护人的手掌中指对准这个凹陷，手掌平放正中于胸部，手掌的掌根处正好是胸骨下1/2处。所以可以用这样一句话来形容“中指对凹陷，当胸一手掌”。

金：您讲得真是生动，在现实中你们是用这个“中指对凹陷，当胸一手掌”，或者干脆就是两乳头连线中点来确定部位的？

宗浩：这还是几十年前，20世纪60～70年代我与电力部农电系统的工程师们在对电工进行CPR培训的经验总结，后来，大家讨论后认为我提出的是个极好的测量办法，既准确又易于掌握。

心脏挤压操作的第三方面就是用力。用力要适度，确使胸骨下陷3～5厘米，动作要有节奏感，虽有力但不粗暴，虽压胸但不扩大。也就是说，均匀有力地、局限胸骨下段处的挤压，不要“扩大打击面”波及胸骨以外的地方，免得压断肋骨或伤及内脏。（图3）

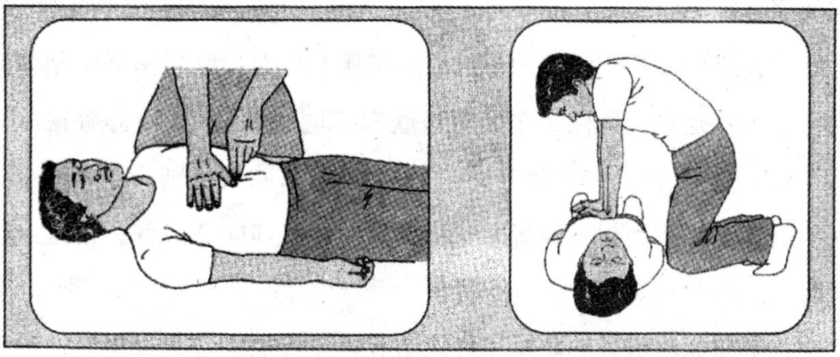

A. 位置（两乳头连线正中）　　B. 姿势

图3　心脏挤压

在挤压时，为求有力，救护人一手放在病人胸骨的相应部位，另一手压在上面既能帮助挤压，也可以使双手保持用力均衡。手掌根部的长轴应放在胸骨的长轴心上，保证主要力量用于胸骨，不会波及周边。救护人位置可适当站得高一点，这样挤压时可借自身体重，通过垂直的手臂下压，以节省用力。

金：请您具体谈谈挤压时如何用力的问题。

宗浩：当挤压位置确定即手掌放好后，救护人的肘要固定，不能随便摆动，臂要伸直，两肩位置正对手下垂的地方。每次用力恰好正直向下作用在胸骨上，这样，既有力又准确，以达到挤压效果。如果向下挤压的力量不是垂直的，则力量分散，还会波及邻位组织器官，给其带来损害。

金：您说使胸骨下陷 3～5 厘米，这是对成年人来说的吧？

宗浩：对一般体格的成年人，胸骨下陷到这样的地步完全能起到心脏有效收缩作用。如果身材高大、体魄极为健壮、胸壁部丰满者，则更应用力挤压，使胸骨下陷更深些。对体弱瘦小者，则要相对减少压力，甚至可以单手下压。至于儿童，尤其是婴幼儿，则用拇指或双指挤压即可。总之，要根据病人具体的情况来定夺。

金：每分钟挤压多少次为合适呢？我看到的书刊中好像分歧甚大？

宗浩：心脏挤压次数即频率，各家报道不一，现在国际指南将挤压频率定为每分钟 100 次。

好，我最后要特别强调的是：心脏挤压与口对口吹气两者必须协调配合进行，也就是说，每作 2 次口对口吹气，同时要作 15 次心脏挤压，即以2∶15的比例进行。如果每分钟作 12 次口对口吹气，则应作 80～100 次挤压。最近国际指南提出两者之比应为 2∶30，即吹 2 口气，挤压 30 次。（图 4）

金：谢谢您将胸外心脏挤压技术给我以及我们的读者讲得这样的深入浅出，清楚明白。但是，在现场根据什么样的指标，能说明抢救人的操作是有效的？我真担心，在这救命的黄金时刻中，要是作的胸外挤压无效、徒劳倒无所谓，但丧失生命则是无法弥补的。

宗浩：你讲得很对。口对口吹气的评估比较容易，吹进气后可以看到

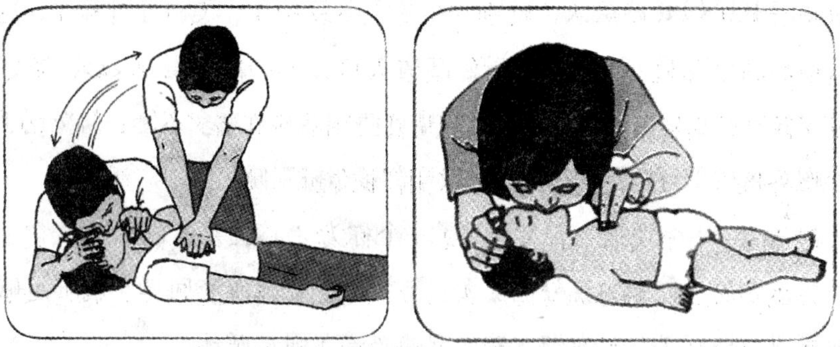

A. 成人心肺复苏　　　　B. 婴幼儿心肺复苏

图 4　心肺复苏

胸廓是否略有起伏，这是有效的标志。其实评估心脏挤压也不复杂。在两乳头连线中点即在胸骨下 1/2 处挤压后，此时病人的颈部两侧的颈动脉应该可摸到搏动的。正常作胸外心脏挤压，可以产生约 80 毫米汞柱的血压，这种血压很像处于休克状态的病人。但即使这样，还是能够维持血液循环，起到氧合血灌注作用，使心、脑等重要器官得到血液的基本保障。

近些年来，对这方面的研究、改进层出不穷，一些新的应用技术可以改善血液循环，如气背心 CPR，腹部外挤压（IAC-CPR），加压-减压技术（ACD-CPR）等，评价结果不一，而且治疗的例数也是有限。但是毕竟从一个方面提示我们，应该进一步提高心脏挤压的作用，采取一些简单的器械。这正如口对口吹气方法发明采用后，逐渐出现了一些简易呼吸器、简易呼吸面罩、通气管等，我们总不能老是处在直接地进行口对口这样的急救状态。

金：有这样简单的作胸外心脏挤压的替代器械吗？

宗浩：有的，如心肺复苏机，它是气动的，同时可以做人工呼吸和胸外心脏挤压。前者当然通着呼吸道，后者则是在胸廓上可以有节奏地施压，起到胸外心脏挤压作用。以前在急救专业部门如医院急诊室常见使用这种器械。近年来，随着急救事业的发展，尤其在院外急救及运输辗转途中的应用日见广泛。因为心脏复苏机与现代化的救护担架组合在一起，需要作 CPR，而且不能中断 CPR 的病人，特别在抬送上下救护车、飞机等过程中，这种组合的心肺复苏机——担架，就能使病人可以不间断地得到 CPR 的救护，保证了院外长途转运的急救需求。但毕竟使用器械有诸多不便，何况用手直接作胸外挤压十分简便有效，所以采用器械作挤压使用并不广泛。

20 世纪 90 年代初，有人发明了一个称为“心脏泵”的器械。它是利用负压的原理，使胸廓充分地扩大，有效地使静脉血液回流，就有足够的血液可以被挤压至动脉血管，使丰富的血流在周身循环。

金：听起来确实不错，但是在现场采用方便吗？容易推广吗？

宗浩：这个心脏泵即 ACD，其实非常简单，它是由一个安装在圆形手柄下的硅胶真空杯组成。将真空杯置于胸骨下段，即我们徒手操作的位置。真空杯上有一个按压装置，救护人员可以十分省力地操作，而且有刻度清楚地显示用力，就能正确有效地进行按压。真空杯中心产生的压力区域直径为 5 厘米，相当于人手掌掌根部面积，传输至病人的胸骨下段，可使胸骨下陷 3 ~ 5 厘米。

ACD 心脏挤压法十分容易掌握，因为只要掌握了胸外心脏挤压的原理、方法后，就会操作这个简单的器械。

ACD 在我国，由我组织的实验小组最早实施。早在 1993 年，我在北京急救中心进行实验和现场应用，并请中国医学科学院阜外医院等专家组成的小组鉴定后予以肯定，现在国内已较广泛使用。

金：关于心脏挤压我还有一个问题，如果现场只有一个人，那么既要作吹气又要作挤压，是否会造成顾此失彼？

宗浩：可以先吹 2 口气，然后再作 15 次心脏挤压，即 2 : 15，如此反复有规律地进行。我先挤压 15 或 30 次，再吹 2 口气，都可以。现在国外有些专家认为，心脏挤压的次数可以多一些 2 : 30，即在保证每次有效的二次口对口吹气后作 30 次胸外心脏挤压。

自 2007 年以来，美国心脏协会（AHA）与挪度（即拉多）公司共同研制并开始推广了一种新的适合家庭、朋友间使用的“迷你安妮”复苏模型，培训十分方便。

金：随着文明程度的增高，我想 CPR 今后会越来越普及的，对此，我深信不疑，而且也会身体力行。但这里有个问题，在作口对口吹气时，没有任何防范措施地用自己的嘴，对一个陌生垂死的人，尤其是一些溺水或者外观令人不大容易接受的形象，在推广这个急救法时会不会遇到阻力？

宗浩：这确实是个很实际的问题，我也经常遇到这样的提问。目前比较简便有效而且价格低廉的一次性“简易呼吸面罩”是很实用的。不仅将救护人、伤病者的嘴用面罩隔开，而且一个简单的装置使吹气不受阻碍。

9 亨利·海姆立克急救法——清除呼吸道异物的方法

我们漫步走出藏书楼，路过小莲庄的门口，出了华家弄，到了兴福桥附近的一个小面馆。我提议就在这里简单地吃点面食，金菲说好。

宗浩：今天一上午说得够累的了，我简直像在用重磅的现代急救“炸弹”在猛烈地轰炸。现在，我有个提议：我们用 1 小时的时间吃饭闲谈以作休息，谁也不准涉及“急救”话题，好好尝尝我故乡的小吃，虽不算什么风味，但毕竟是江南名镇的饮食吧。下午，我们接着谈。

不一会面食上桌了。金菲吃了几样特色小菜，有油炸臭豆腐、雪菜毛豆子，还点了我家乡的特色饮食之一——大肉排骨面。她用筷子夹了块大肉排骨进嘴，边吃边对我说，这排骨面实在做得精致，面条的特色是有一股咬劲，有韧性，“明年端午放假，我要到这里来小住几天，好好地休息一番……”正说到这儿，她连连咳嗽，满脸涨红，话也讲不清楚，拿起茶杯想要喝水。

我一看此情形，知道她是被排骨给噎住了，便连忙起来走到她的身旁，示意她站起来，头微微低下，张口，然后我绕到其身后，两手臂从她的背后将她腹部处抱住，一手握拳顶着她的胸骨剑突下、脐部上二指处，另一手托住握拳之手以助用力。我握拳之手向上、向里冲击地挤压几次，真是神妙，“咔”的一声，一块未被咬碎的小块肉排吐出来了！而金菲气喘吁吁涨红的脸顿时缓解了，连连嘶哑声的咳嗽也停止了。

金：真是不好意思，这儿的菜做得太好，以致吃得太快，又跟您说话给呛住了。李医生，真得谢谢你，这么三下两下，卡在我喉咙里的东西就被您给弄出来了。

宗浩：你说“真是不好意思”，我却要说“真是太有意思”。你千万不要误会我是“幸灾乐祸”，再说你刚才的情景，更不是有开玩笑之意。我是说，当我们在上午将 CPR 的谈话告一段落后，原本想在下午介绍 CPR 时加入一个新的十分重要的内容“海姆立克急救法”（The Heimlich Manerver），不想却提前在你身上作出了实践。

金：我听不懂您讲的话。您是说，刚才用十分简单的、将我从背后抱住、然后冲击性地对我上腹的挤压是一种急救方法？而且是 CPR 的一个新的重要内容？

宗浩：是的。CPR 针对骤停的呼吸，采取口对口吹气，称为呼吸复苏。但是，在现实生活中，如刚才你被一块排骨卡住了咽喉，堵塞了呼吸通路，当然，你被堵塞的情况是比较浅而轻。如果堵塞得较深而严重，将整个呼吸道堵住，那么，机械性的完全性堵塞，造成严重的呼吸困难，只需几分钟或十几分钟就会造成呼吸停止。这种称之为“气管异物”的呼吸道梗阻，是造成呼吸停止的一种十分常见的原因。

金：今天我真是“现身说法”了。但据我所知，过去讲气管异物，好像是指小孩在又哭又闹时，吃东西时容易造成，怎么我这个大人，在高高兴兴和您谈话时也发生了呢？

宗浩：这是自 20 世纪 70 年代以来的一个令人关注的问题——成年人

的气管异物。

现在，我就来讲这个排除气管异物的方法。当然，我们现在一边慢慢吃，一边慢慢讲，千万不要狼吞虎咽，免得在我身边又发生一次“气管异物”。

我也很久没有吃到这样可口的家乡小菜了。吃这种精致小菜不大会发生气管异物，最常发生的是硬质食物如鸡块、排骨、鱼头、香肠等，咬得不充分，尤其是在一边吃一边说笑，或一边吃一边打电话，注意力往往不在吃上，而在讲话内容上。好，我来给你讲一个真实的故事，你慢慢吃，不要说话。

1974 年美国医生亨利·海姆立克（Henry Heimlich）发明了一种针对排除气管异物的急救方法，这个方法就是我刚才用在你身上的那个方式。文章发表后并未引起学术界注意，因为在一般人的印象中，气管异物可以在医院里，医生在气管镜的帮助下，轻而易举即可取出；何况，在现实生活中这种情况也不多见。即使发生，用这种一挤一压的方法，就能使异物排出也令人不大相信。但正如任何一项科学发明、成果所经历的那样，在早期往往得不到认同，甚至认为是异端邪说而被排斥压制，顺利者很少。海姆立克医生坚信这种方法的有效可靠，坚信这种方法有广泛用途，坚信它在关键时刻的救命意义，所以他毫不气馁，发表文章后到处演讲，呼吁奔波，大力宣传普及这种急救法。

金：这种方法的理论依据是什么呢？为什么是海姆立克而不是别人发明这种方法呢？也就是说，我想知道海姆立克医生的科学文化背景。

宗浩：亨利·海姆立克是位著名的胸外科医生，他长期从医，而且是个肯动脑筋善于钻研的人。在他的从医生涯中，他发现越来越多的人，不仅仅是儿童，而更多的是中老年人，尤其是老年人的气管异物的发生率日见增多，发生气管异物因为抢救不及时而窒息死亡的比例很高。此事使他十分心动。

20 世纪 70 年代中期，气管异物成为美国排名第 6 位的意外致死原因，每年大约有4000人死于此因，儿童占1/4，大部分则是中老年人。解决这个问题的关键主要在现场，也就是说，应该有一种徒手的、不借助医疗器械、经过稍加培训的民众，在现场即能掌握的急救方法。

20世纪70年代，CPR在美国已经普及，但是，CPR中的口对口吹气解决不了这个气管异物的急救问题，因为口对口吹气是针对刚刚骤停的呼吸，使呼吸复苏。而吹气的基本条件必须是要“开放呼吸道”，即在呼吸道通畅的情况下，气才能吹进去，气管异物则将呼吸道堵塞住了。所以气管异物本身就成了正确、有效进行口对口吹气的“拦路虎”、“绊脚石”。

CPR既然解决不了这个常见的猝死原因，那只有“另辟蹊径”。海姆立克医生对人的肺部存留有相当数量的气体是熟知的，他开始注意到，要利用这些并无实际应用价值的残留在肺内的气体，使它充分发挥“余热”。他认为，如果使这些残留在肺内的气体动作起来，形成一股有力的、有方向性的急速气流，长驱直入至气管，似“大兵压境”、“地毯式”地排除冲击过去，就有可能将堵塞在气管里的异物“一扫而光”。

金：他的想象可真丰富，真有道理。那么如何使这股残留在肺部的气体活动起来呢？

宗浩：海姆立克医生坚信他的理论依据和设想是有科学依据的，而且是可行的，于是他开始进行科学实验。1974年他在狗身上成功地进行了这个实验，然后在学术杂志、普及读物上不遗余力地进行介绍。当然，刚开始，同古今中外的发明所受的“待遇”相似，尤其学术界并不买账，并持怀疑态度。正如我上午向你介绍的CPR中的胸外心脏挤压术，在19世纪人们已证明了它的有效和实用，但却长期未被采用。不过，海姆立克是幸运的。他的幸运，基于他坚信这个方法的正确与重要，坚信对社会民众的普及的必要性。他不懈地努力，著书立说，奔波演讲，大力普及这个方法，不少在社会上发行量很大的报纸杂志登载了他写的或是记者采访编发介绍这个方法的文章。

1975 年，一位高龄妇女，在家中进晚餐时，因为吃鸡块时吞咽速度太快，鸡块卡在喉部，脸憋得青紫，呼吸困难。她无法说话，无法打电话呼叫“911”，因为出不了声，就在这千钧一发之际，她去敲她邻居的门求助。她的邻居，一位刚刚读过介绍海姆立克急救法文章的人，他毫不犹豫地采用了这个方法，使卡在老妇咽喉部、堵住呼吸道的鸡块很快被急速的气流冲击后吐了出来！

这个成功的、真实的、典型病例的新闻报道，引起了美国社会和学术界的重视和赞赏，从而使海姆立克本人尤其是这个急救方法在美国广为宣传。随后，成功救助的报道多年来接踵不断，甚至有一则一位 5 岁的儿童，用这个手法成功抢救了与他一起玩耍的一位 6 岁儿童的报道。从 1975 年至今的几十年中，据不完全的估计，美国用此方法成功抢救了近 2 万人！

金：真是了不起！

宗浩：因为气管异物大多是进食时食物不是按照正常途径进入食管，而是“误入歧（气）道”，原因明确，症状凶猛，发展迅速，或救或死，所以对海姆立克急救法的应用和疗效容易进行科学的统计学处理。海姆立克不仅仅被美国，而且被世界名人录誉称为“世界上救人最多”的人，是美国家喻户晓的人物。随着这种急救法的普及推广，近年来在中国他也有了很高的知名度。

顺便说一下，亨利·海姆立克医生对中国的感情很深，他把中国称为他的第二故乡。在第二次世界大战期间，他作为美国的外科军医来到中国，支援中国人民的抗日战争，他在华北傅作义将军的部队当过军医。新中国成立后，他应邀来中国，受到我国政府有关部门领导人的接见，他在第二次世界大战中为中国人民的抗日战争作出的贡献受到我国卫生部的表彰。

金：您怎么了解得这样多呢？你们是朋友？

宗浩：是的，我们是朋友。他于 1920 年出生，论年龄、资历、学问，无疑是我的师辈了。我用的这些资料等都是他专门为我国读者所设计翻译成中文的，他的助手、我的朋友华医生作了大量工作。他们都对我说，在中国真正普及海姆立克急救法我们寄希望于你李大夫。我很早就读过亨利·海姆立克急救法的有关文献，当时感兴趣的不仅仅是这种方法对气管异物的有效急救，同时也是对淹溺的急救。你知道，溺水急救是我从事急救生涯中的一个大课题。每年因淹溺而致死的实在不少见，而淹溺救治的效果很不理想，原因很多，其中最早、最突出的问题是现场控水处理很难，或者说很不理想。

金：控水，不是将淹溺者体内的水分控倒出来吗？

宗浩：由于淹溺时大量的水分及杂物吸入到呼吸道，再加上人在淹溺时经常有一个呕吐过程，而此时人处于昏迷状态，呕吐出来的东西又被自己吸入到气管内。所以淹溺时气管内的水分、液体等异物造成的呼吸道堵塞，几乎是在所难免而且十分严重的。因此，对于淹溺的抢救，在进行CPR即呼吸复苏口对口吹气时，如果事先不能将呼吸道内的水分等异物清除出来，那么口对口吹气是无法进行的，或者说即使进行也是完全无效的，气体无法出入。

当然，控水的方法很多，但往往不甚理想，而且因为这个不甚理想的控水又延误了抢救时机。所以，那时我十分注意国内外文献有无这方面新的先进的科技方法和经验介绍。后来，我看到了美国一本杂志介绍这位医生的急救方法，就讲到有效的处理气管异物法，在淹溺救护时有很好地将控水排出呼吸道水分的作用，是抢救淹溺者的有效方法，我记得文章有一个大标题是："Save a Downing Victim—Heimlich Maneuver"。

金：译成"海姆立克急救法抢救淹溺者"，它的原理是不是与排除气管异物一样？

宗浩：是的。因为海姆立克急救法的原理是对膈肌下软组织施以急骤的向上的压力，这个压力压迫两肺下部，便肺部残留的空气形成一股有力的气流，长驱直入至呼吸道，就可以向上冲走气管里的异物，在淹溺时起到控水的作用。所以，操作时，淹溺者可取头低脚高位，或者仰卧头转向一侧体位。

当控水处理作完后，淹溺者呼吸仍无出现，应立即进行口对口吹气的人工呼吸。

金：现在请您具体地来教给读者怎么应用这种方法。

宗浩：我想在具体介绍海姆立克急救法前，再简单地谈一下发生气管异物时的症状。

当异物吸入到气管时，病人有一个很典型的症状，就是常常不由自主地用一只手的拇指和示指呈“V”字状地放在颈前喉部，面容十分痛苦，憋得发青，想说话却不能出声表达。如果见此情景，在场的人应该问他：“你是不是气管堵住，透不过气来?”病人会点头示意。这时，你就要立即进行急救。

海姆立克急救法分为站位及卧位两种。前者是指病人神志清醒尚能站立，后者是指病人神志丧失不能站立。

站位急救法：病人站立稍弯腰，头向下嘴张开，救护人站其身后，用双臂围绕患者腰部，一手握拳，拳头（拇指侧）放在剑突下的上腹部，紧紧贴在肚脐的稍上方，另一手握住握拳之手，然后用力向上、向后，猛烈地冲击病人的上腹部，随后即放松，连续4～6次，冲击动作要快速。如有效，冲击若干次后，异物可随一次冲击后吐出。

卧位急救法：病人平卧，头偏向一侧，并使嘴张开，救护人两腿分开，跪于病人大腿外侧，双手重叠掌根放在病人肚脐的稍上方，然后用力向下、向前，猛烈地、冲击性地按压，压后随即放松。(图5)

我一边介绍方法，一边将一本中文的《用海姆立克急救法抢救异物引起的窒息》小册子放在桌上。

金：这本小册子里还介绍了“自救法”。请问“自救法”指的是什么?

海姆立克救命手势

伤员把手放在颈前的手势表示：
我被食物呛了，透不过气啦！
请施行海姆立克手法！
海姆立克手法也适用于抢救溺水伤员。

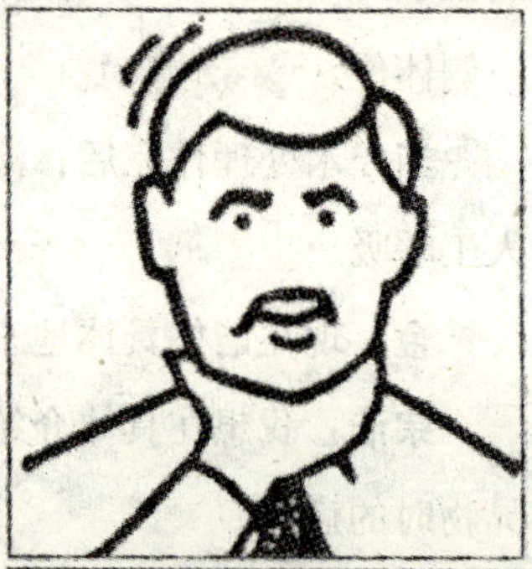

海姆立克手法（站立）

1. 救护者站在伤员身后，用双手围住伤员的腰部。
2. 以一手握拳，拇指的一侧抵住伤员的上腹部、剑突下、肚脐稍上处。
3. 另一手压住握拳的手，向伤员腹部做快速向内上方的挤压。
4. 必要时可重复做若干次。如伤员坐着，救护者站在伤员座椅后方，用相同方法做此手法。

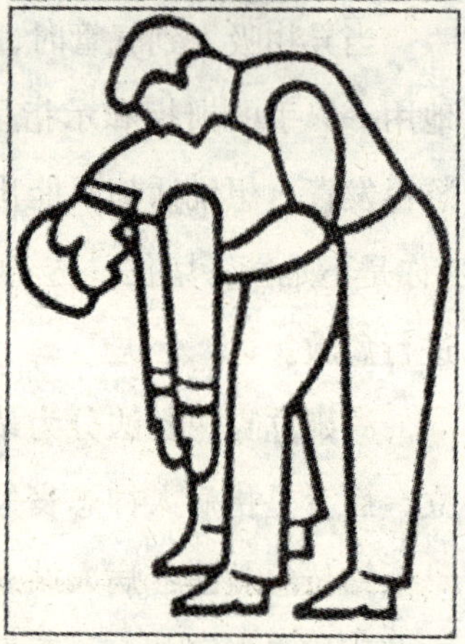

海姆立克手法（卧位）

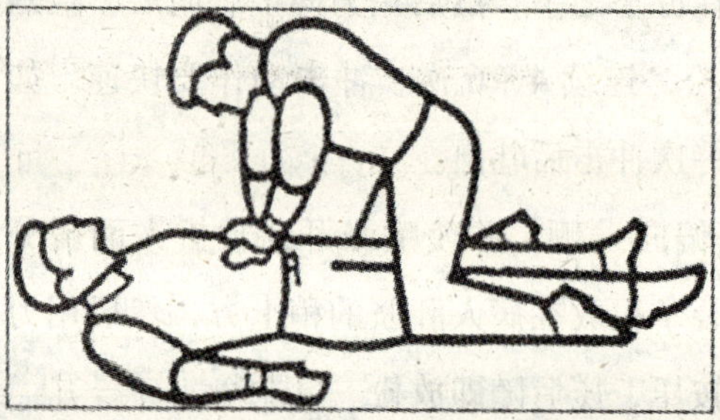

1. 伤员仰卧地上。
2. 救护者面向伤员，两腿分开跪在伤员髋部两旁。
3. 双手叠放，下面手掌的掌根放在伤员的上腹部剑突下，肚脐稍上处。
4. 向伤员上腹部做快速向上方的挤压。
5. 必要时可重复做若干次。

图5　海姆立克急救法

（本图及文字均由亨利·海姆立克教授为本书作者提供）

宗浩：当发生气管异物时，周围没有人，如果病人以前学习过海姆立克急救法中的“自救法”，那么就可以不失良机地对自己进行急救，将异物排除。

自救法的原理与我们上面介绍的一样，原则及手法也大致相同，只是因为由自己来操作，所以还具备一些特点。

病人可以根据当时现场的情况，利用椅子的靠背、桌子的一角等作为支撑物，将自己上腹部顶在椅背或桌角处，快速而猛烈地按压，压后随即放松。

必要时，也可以将自己的手握成拳头，另一手握住握拳之手，快速而猛烈地按压。

金：想不到海姆立克急救法真是一种很好的自救互救方法。这种方法不是最常用于儿童吗，但您刚才介绍的都是成年人的气管异物急救方法。儿童的急救是否也是这样呢？

宗浩：科学原理与操作原则是一样的。但是儿童，尤其年龄很小的，如只有半岁至两岁的幼儿，他们当然不能像大人那样站立，救护人用力也要小得多了。具体的操作是：救护人取坐位让儿童靠坐腿上，然后救护人用示指和中指，在儿童的上腹部肚脐上方冲击性地按压，压后随即放松。

另外，也可将儿童仰卧，救护人用示指和中指在其上腹部肚脐上方作同样的按压。

总之，这些方法都很简单而且效果非常好。

海姆立克急救法确实是一种简易、有效而且容易普及推广的方法，可惜我们直到20世纪80年代后期才开始在国内鲜见传播，现在普及的情况还远远不够。

金：所以这次在本书中，我们要用较多的篇幅来予以介绍，今后万一发生儿童气管异物，就会有更多的“第一目击者”来进行有效的急救，以挽救生命。

宗浩：不仅是儿童易发生气管异物，近些年来大量的资料表明，中老年人发生气管异物者日见增多，而且其发生率远远超过儿童。

金：我有点不明白您讲的意思。

宗浩：任何年龄段的人进食时，如果“一心二用”或者称为“心不在焉”，都可以发生食物误入歧道进到气管，形成气管异物。而随着老年人吞咽功能、生理反射方面的变化，其发生气管异物现象近年来明显增多。0～4岁即儿童少年阶段中的气管异物发生率虽然较高，但从总的年龄结构看它还不算太高。而是到45岁以后明显地增高，尤其到了75岁后，气管异物的发生率急剧升高。这种情况值得注意，应该引起高度关切。

金：确实，最近我们也不时听到有关老年人发生气管异物的消息。所以，中老年人的急救实在不能忽视。对于海姆立克教授这样的一位“有心人”，也真令人敬重。

10 从《2000年心肺复苏与心血管急救国际指南》的问世到今天

宗浩：救命第一术CPR，我已讲得不少了，现在我想把2000年9月下旬由美国心脏协会（AHA）在美国圣地亚哥（Sandiego）主持召开的21世纪心肺复苏（CPR）与心血管急救（ECC）国际指南会议的情况作个简要的介绍。

金：我正要请您讲这个问题。听说这个会议有3000多人参加，学术内容十分丰富，而且不少内容都需要在社会大层面作广泛普及，我们的读者需要了解这些知识。

宗浩：这个在圣地亚哥召开的会议是发布*Guidelines 2000 for Cardiopmlmonary Resuscitation and Emergency Cardiovascular Care International Consensus on Science*，译成中文是《2000年心肺复苏和心血管急救国际指南》（简称《国际指南》）。这个《国际指南》是为21世纪、为各国从事急救

事业的医生、护士，社区医疗急救工作者，救护车系统的急救人员，医院临床医生以及从事社会急救普及培训工作者而制定的。它具有很强的专业性，同时也有很广泛的普及性。为什么呢？急救，是全社会都关注的，专家、教授、医生需要它，警察、民众百姓也离不开它。

这个国际急救指导标准，事实上早在1992年开始考虑、筹备，在1998年11月就进入紧张的编制阶段了，到2000年2月在达拉斯召开了来自全球500名专家参加的定稿会上作了细致的讨论。1998年11月的会议，2000年的定稿会我都应邀去美国与同行们进行了讨论。我与彼得·沙法最后一次见面是在2000年2月初，那次我们谈了很多、很深，他不幸于2003年8月去世。

百万字的标准于2000年8月正式面世，发表在美国心脏协会的《循环》（*Circulation*）杂志的专刊上。

大家都认为，这个新的《国际指南》不仅仅是美国心脏协会和欧洲复苏协会在以前大量工作的基础上编著的心肺复苏（CPR）和心血管急救（ECC）指南的再版或更新版，也是当今世界上第一套论据充分、科学严谨的急救复苏标准。它并不是一个单纯的美国标准，它渗透了大量的非美籍专家们的心血。

金：面向新世纪的新指南与过去的做法有哪些改变呢？或者说，与我们读者关系密切的有哪些改变呢？

宗浩：我认为最大的改变是进一步强调现场抢救要及时，使用的方法要更有效。具体地说，过去CPR中分有基础生命支持（BLS），是民众要普及、要学会操作的；高级生命支持（ACLS），是专业急救人员、医生要熟练掌握，要实施的。现在的改变则是将BLS和ACLS“模糊”起来，或者说，把这两者不要作太明显的区分，将ACLS尽可能地融入BLS中，所以，这既使我感到振奋，也使我感到“任重道远”。

金：我不明白您的意思，什么“模糊”了基础生命支持（BLS）、高级生命支持（ACLS）的观点，使两者界限不清？

宗浩：你问得非常好。不要认为 BLS 民众学习的急救知识、技能是基础的，它实质上在 CPR 中占有最为重要的地位，是现场垂危濒死病人能否获救的关键。所以说，这个 BLS 同样是专业人员必须认真学习掌握的。因为 BLS 是实施在最有抢救价值的“救命的黄金时刻”的现场，这几分钟或 10 分钟的现场，是“时间就是生命”这句话的真正体现。必须要在现场、在社区内，见到需要进行 CPR 的人，我们——“第一目击者”进行及时的、基本的、也是最重要的急救，即 BLS。BLS 后的 ACLS 是延续，是衔接。

事实上，近些年来随着科技的发达，现场急救技术已经有了很大的发展，并不是仅仅依靠口对口吹气、胸外心脏挤压这些徒手的方法。简易有效的 CPR 的器械已经在宾馆、饭店、超级市场上出现，一旦需要，经过培训的人员就不再完全是“赤手空拳”，而是应用简便先进的器械来进行基础生命支持。像既往进行心脏除颤的重要抢救——是医生或专业人员使用传统的心脏除颤器在进行除颤，这个措施虽然极为重要，这个操作虽然是由医生进行，而且除颤效果也实为可靠，但实际抢救成功率很低，或者说很不成功，原因何在呢？就在于实施这个高级生命支持（ACLS）往往为时已晚，常常在发生呼吸、心脏骤停后十几分钟乃至半小时后才进行，即最有效的抢救时机已经丧失！

人们从经验教训中，或者说在以生命为代价的教训中认识到，多好的抢救措施、多先进的医疗器械，应该尽早尽快地在现场应用才有效，于是近年来出现了不少符合上述要求的、先进的急救器械。出现了自动体外心脏除颤器（AED），它只需要经过几十分钟培训，向民众普及即能应用。换句话说，过去列为 ACLS 范畴由专业人员进行的，现在就可以在 BLS 范畴、“第一目击者”中即能进行，这就大大地赢得了时间，提高了抢救成功率。

金：我明白了这个 BLS 与 ACLS“模糊”的观念了，这个“模糊”事实上是更清楚了，即一切为了抢救病人——争分夺秒，能在 BLS 阶段中进行的抢救措施，尽量在早期进行。

宗浩：你把“模糊”讲得很清楚。这就是要向公众大力普及急救知识、技能，要求市政当局、有关部门在公共场合放置相应的急救装备，同时，也要求我们的医务人员熟练掌握 BLS 技术。不要认为 BLS 是民众的、基础的。没有 BLS 技能，也就无法进行 ACLS，所以新指导标准关于 CPR 的教学上作了很多规定。

我想与大家关系比较密切的是除了一再强调早期心脏除颤外（后面章节将详述），其中一些伦理道德问题也有必要向读者介绍的，因为在现实生活中我们常常会遇到。

是不是见到了呼吸、心跳停止的病人都要进行 CPR？请注意我在这里用的是“停止”而不是“骤停”两字。生老病死，人生人死是自然规律。生理衰老寿终正寝的人，或是慢性病至临终状态呼吸、心跳停止了，或是癌症晚期至终极阶段……要不要作 CPR 呢？

有的人，如上述的这些人，他的最后的一次心跳确实应该是他最后的一次跳动。就是说，这些人，他们已经走完了人生的全部过程，已经到达了人生尽头，他们的生命业已结束。因此，对他们实施 CPR 是徒劳无益的，一旦开始采取急救，就注定会失败。我作为一个长期在医疗急救领域里工作的医生，完全赞同这一理念，而且也一直是这样做的。

金：那您对心肺复苏如何评价呢？

宗浩：口对口吹气与胸外心脏挤压构成了现代 CPR 的基本内容，是人类复苏医学一项伟大的革命性事业。

我认为，20 世纪，在医学领域将知识、技能发展得那样高深、普及得那样广泛，非 CPR 莫属。当然，要讲历史，口对口吹气可以追溯到公元前 800 年的《圣经》中，先知 Elijaah 对此有类似的记载；同样，在中国古代也有此记载。

东汉公元2000年左右，华佗不仅采用了口对口吹气，而且也使用了心脏挤压，在《华佗神方》的《急救奇病方》中，载有“一人以手按据胸上，数动之……并用人对口吹之以气，其活更快”的记载。

金：没想到您引出的“一人以手按据胸上，一人摩擦臂胫屈伸之”，这不是胸外心脏挤压与仰卧牵背人工呼吸密切配合的CPR吗？而“用人对口吹之以气”是口对口吹气人工呼吸吗？您的引文，唤出了活脱脱的现代CPR！我真为我们拥有中国传统医学的成就而感到骄傲。

宗浩：即使在现代，1960年西方提出的胸外心脏挤压前，我国天津的专家在1958年对心脏挤压也有了报告。过去由于我们在如何进行科学的总结、提炼，在科研方法、规范重复等方面的缺陷，学术风气不够活跃，有些学风不正等诸多因素，淹没了我国自己的非常宝贵的成就资料。

西方文明值得我们学习的地方很多。就CPR而言，医学专业人员对此的学习实践和总结研究在近40年间从未间断。美国心脏协会（AHA）从1974年即开始制定CPR指导，在医学发展的道路上逐步完善，CPR扩展至心脑急症ECC，内容不断丰富，水平不断提高。1980年、1986年、1992年对CPR指导多次进行修订再版，应用范围不断扩大，逐步成为全球专业医生、专业急救人员乃至社区“第一目击者”群体的、正规的、系统的培训教材。新指导得到全球范围内专家同行的认可，它不仅有处于尖端的复苏理论、研究方法和实践经验，而且还在方法上确定了它的安全性和有效性。我想，这一些都是值得我们学习借鉴的。

我们在论述或制定一项重要课题、制定一份指导或标准时，一定要按照科学规律进行。对内容要认真确定，对文献的来源、权威性、合法性均要评估。

金：我听说为那本百万字的经典的《国际指南》您花费了不少心血，但却一直没有见到正式的中文版本。

宗浩：我参加了2000年2月初这本《国际指南》在美国达拉斯最后的定稿会，我认为这是一部科学性、实用性、指导性很好的《国际指南》，对中国的专业人员很适用，同时，可以编辑一本科普读物。同年9月，在美国圣地亚哥召开了《国际指南》正式发布、学术大会，全球数千专家参会，我被邀参会。美国心脏协会（AHA）为我参会作了很好的安排。到了圣地亚哥后我见到了很多老朋友。后来，亚太地区的专家们又在一起开了会。AHA委托、授权我负责中文版的工作。回国后，我与心脏病学专家钱方毅教授商量这本《国际指南》的中文版翻译工作。钱教授十分重视也很赞同此书的中文版工作，认为其极具学术价值，对中国急救医学有促进作用，他支持此事。AHA要求很严，要求此书的翻译要保持“原汁原味”，我们组织了十几位专家花了近2年时间译完了《国际指南》，AHA也很满意。时任国家卫生部长的张文康教授还为译书写了序言，支持、鼓励我们作这件事。可惜后来由于种种原因，致使这么一本书的中文版虽出版了，却不是国家正式出版社出的，尽管如此，仍有不少专家在阅读、引用该书。美国有影响的《国际指南》成书，往往5年左右就要修订，这很好，科技总在发展。该书的2005年版，是在2000年“原始版”基础上作了一些修订，但仍保持了原始版的基本的理论、内容和应用等。2010版也已问世，科技无尽头！

Ⅲ 救死扶伤“生命链”——4个早期

专家们在大量的社会调查和危急病例的追踪中发现了一个规律，即在发病现场、急救网络系统（EMS）和医院急诊部门间，冥冥之中存在着一条错落有致、排列有序的链。如能及时、有效地抓住这条链，病人获救而“幸免于死”的概率很高，这就是近20年来提出的“生命链”——4个早期。

11 从相声大师马季猝死，谈抢救时一条看不见的“生命链”

宗浩：我现在要谈的主题叫“生命链”。“生命链”英语为“Chain of Survival”，如按照原文直译是“幸免于死的链（或环）”。这就是说，在现实生活中，在紧急的现场，一旦发生危重急症、意外伤害置人于垂危濒死之时，冥冥之中有一条链在维系着这个过程。如果抓住这条链，沿着这条链充分及时有效地抢救，就可以使人获救而“幸免于死”。所以，我把它译为“生命链”，似乎能更确切地不仅反映“链”的过程，同样更能反映链的内涵，达到救死扶伤的目的。

金：您讲得真有意思。但是，我们上午不是已经介绍了 CPR 及海姆力克急救法，这些抢救生命最重要最基本的方法，怎么来理解您现在将要说的“生命链”呢？两者的关系又是怎样的呢？

宗浩：CPR 及海姆立克急救法与“生命链”并不矛盾，而是统一的。前者是重要的救人方法，后者则是由一系列方法组成的“链”的过程。

你知道，自从 20 世纪 60 年代 CPR 开始普及，20 世纪 70 年代在全球的迅速推广；20 世纪 70 年代后期，又有海姆立克急救法的“参加”，使 CPR 到了 20 世纪 80 年代得到更大发展，真是风靡全球。对那些不该死亡病人的抢救，发挥了“起死回生”的重要作用。但是，总还有相当一部分突发的濒死病人尤其是心脏急症、猝死者，有可能被抢救回来的，却得不到抢救而死亡。这里面，总存在着一些问题。

金：是抢救技术问题？还是……

宗浩：你瞧，（宗浩指了指店外一位急匆匆走过的行人）这个人一定有什么急事，去赶赴一个地点、去做一件事情。这就是说，在我们对危重病人的现场抢救中，仅仅大力普及了 CPR 等急救知识、技能是不够的，我们还需要像那位匆匆忙忙的行路人那样，专业抢救人员在得到需要被救护人的信息后，应争分夺秒地赶到现场。

金：哦，我明白了，您是指对现场垂危病人的急救，要有一个系列的、迅速的救护过程。

宗浩：是这样。因为即使有更多的“第一目击者”进行初步救护后，就需要迅速得到专业急救人员的处理，然后，在不中断抢救中运送到医院去。何况，有时现场没有懂得急救的“第一目击者”，那么问题就更大了。

这些问题确实存在于现实生活中，并且十分普遍，严重地影响抢救成功率。专家们回顾总结了人类自从在 20 世纪 70 年代以来采用 CPR 所取得成就后，发现垂危病人在医院外的环境下——家庭、马路、工作地点、公共场所、出差旅行途中……真正的现场急救就远不止普及 CPR 及其他急救知识、技能那样简单，而要从病人发病现场开始，到获得全面有效救治的这一个过程中的每一个环节，迅速有序认真地处理好，这样病人获救的可靠性就更有保证。

城市社区的行政管理和医学专家们多次反复细致地研究了这个过程，把这个过程分解成4个部分。依次程序是：第一部分为病人猝然倒下的出事地点，现场救护人应立即报告救援机构；第二部分几乎同时的是，现场救护人对伤病者立即进行救死扶伤的急救；第三部分是在现场采用最有效的心脏除颤复苏术；第四部分是由专业人员在现场、在救护车途中乃至到达医院急诊区所采用的挽救生命的抢救技术。这4个部分又称为4个环，环环相连紧紧相扣；每一个环施行得越早越好，每个环扣得越紧越好。这样，病人获救的可能性越大，也就是说，抢救的成功率越高。

由于在社会现实生活中，城市社区里心脏病急症、猝死的发生最为多见，而且抢救及时正确与否，与其生存预后关系最为密切，所以，美国的医学专家们将心血管病急症的急救治疗即ECC作为代表，来对这个生命链作具体的解释和应用。

金：这些我听起来真是新鲜。我知道心脏病急症、猝死确实来势凶猛，需要有一个很好的抢救程序。

宗浩：近些年来，欧美许多临床医生、管理工作者、研究人员认识到，要使心脏病急症、猝死的救治达到最佳的水平，需要在救护观念上予以转变，或者说至少需要改进；对社会的医疗服务系统的弱点要重新认识，或者说该系统要补充完善，尤其是在院外心脏性猝死的抢救上。这个挑战是明显地存在着的，我们不能视而不见，无动于衷。

因为社区与社区间，尽管经济状况和文化背景相差不大，但在ECC抢救成效上却有悬殊；至于发达国家与发展中国家，其抢救成效同样也是十分明显。今天，我们来谈论这个问题比前几年显得更为重要了，不是“纸上谈兵”、不是“舍近求远”。我认为，我国的社区卫生服务正在起步，北京的步伐迈得较快，但社区卫生服务中对急救服务如何考虑，我认为无论在意识、规范上与发达国家相差甚远，一定要在起步时，把急救作为社区服务的基本内涵。

专家们特别注意到的一点是：从心脏病急症尤其心脏性猝死的救治成功上看，病人能否存活的一个重要因素依靠一系列的介入。如果这个一系列介入或者说是“紧急行动”是及时的、有效的，存活率明显提高；如果是迟缓甚至被忽略了，则存活率明显降低。

金：您讲的这个一系列的介入，是否就是指“生命链”？

宗浩：是的。我这一段话，实质上也是对4个环的注解。美国心脏协会（AHA）就用“生命链”（Chain of Survival），并用4个早期（Early）即4个“E”环来组成，将它作为ECC的最及时有效的救治链。

1992年10月，权威的《美国医学杂志》（JAMA）刊登了美国心脏学会的重要文章。AHA就用早期通路、早期心肺复苏、早期心脏除颤、早期高级生命支持来命名（图6）。这个既是医学又是社会，既是理论又是实践，而且主要以院外抢救为主的重要的“生命链”，概括了当今社会对救治以心脏性猝死病人为代表的最好急救方法与程序，最好的理解与执行，无论是医院外还是医院内，都需要这4个互相紧密依存的环节。

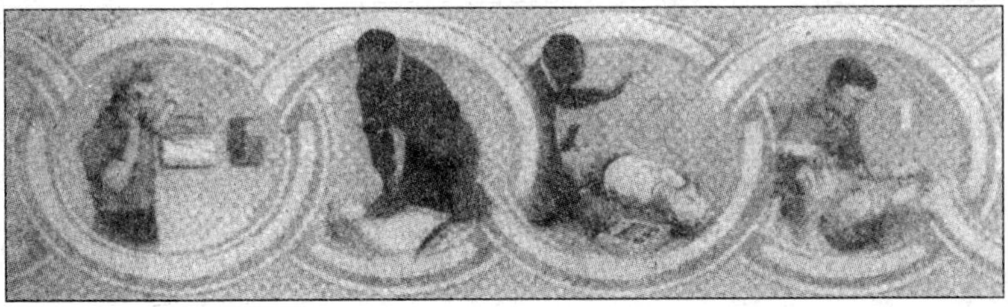

早期通路　早期心肺复苏　早期除颤　早期高级生命支持

图6　生命链——4个早期

AHA对此还强调了几个重要原则：

如果这个“生命链”中的任何一个环节不健全，病人的存活率将下降。在过去20年期间，报告说明该系统的弱点是存活率的易变性。

4个环的联系必须是强有力的，并确保快速的心脏除颤。而现实中不幸的是，从呼救到除颤间隔时间过长则是常见的，因此必须缩短间隔才能改善存活率。

因为“生命链”有许多联结处，检查链即系统是否有效，不能仅以单个联系处为依据，必须检测整个系统，以存活到出院的比例，作为评价有效地救治病人心脏骤停的水平。

金：很有意思，很有见地。确实这4个早期与以前止血包扎等急救四大技术相比不可同日而语。社会在飞速地发展，科学技术的进步更主要的是观念的改变、更迭，是思想的创新。从上午到现在，我听您讲了这么多，尤其是刚才您谈的“生命链”，不仅是一些新的先进的操作方法的介绍，我理解这不仅是着眼于一些专家范畴的、具体的科学的方法措施的研究，而是以现代社会社区的实际状况为基础，来研讨从垂危濒死病人发生的现场第一分钟开始，到获得全面有效救治的这个过程的分分秒秒。把这个过程区分为若干段，每一阶段我们应该做什么，怎么做得更好，而且又能有效地延续到下一个阶段。如果把整个阶段都能处理得及时、高效、连贯、有序，那么，生命得救的可能性会大大提高。

宗浩：你概括得非常正确。生死是自然界的基本规律，人死不能复生。但是，对于突发急症、突发事件而置人于垂危濒死状态，生命岌岌可危，即在此千钧一发之际，应用现代科学技术的最新成果……

金：（打断宗浩的话）能在现场不失分秒地应用现代科学技术的最新成果。

宗浩：你加“能在现场不失分秒地”这句话作前置太好了。我们既往都只着重于谈先进科技高超的方法，但往往不能及时采取而是姗姗来迟。当生命一陷入死亡即生物学死亡——真死阶段，你再大谈最先进的科技、最高明的医生抢救，那也是“纸上谈兵”，只能望之兴叹了！

所以，我很赞赏“生命链”这个急救新观念的提出。它是将现代科技的最新成就和现代社区的生活模式、急救机构、网络运行以至人们的伦理道德、急救普及程度，综合为整体来进行科学的论证而发现这条生命链的存在，更重要的是对这条生命链的应用，能为我们及时有效地抢救垂危病人所用。我始终认为“急救”不仅是技术，而是一种理念。如果没有卫生行政等部门的观念更新、措施保证，“急救”也无法实施。

金：现在就请您给我们的读者具体介绍这个“生命链”4个早期的具体内容好吗？

12 “生命链”第一环——早期通路

宗浩：我想从相声大师马季先生的猝死来启动这一节的谈话，有助于了解在救死扶伤的现场到医院之间，冥冥中病人与救护人之间存在着一条看不见的“生命链”中的第一环——“早期通路”。

金：马季先生的猝死社会上有不少传闻，但核心内容似乎是“不及时”。

宗浩：事情发生在2006年12月20日上午。位于北京市北四环的北京红十字999紧急救援中心在9时34分接到了一个呼救电话，告知在昌平区天通苑小区的马季先生心脏病突发，不省人事，要求赶紧前来急救。当简要地了解病情和地址后，不到1分钟，“999”的急救车响着警笛风驰电掣般地急奔现场。

10分钟后，9时45分，急救车的医生到达现场，立即进行检查处理。当时马季坐在卧室卫生间的马桶上，两侧瞳孔已散大固定，对光反射消失，呼吸、心跳均已停止，心电图呈一直线，诊断为猝死。与此同时，医生立即进行心肺复苏等抢救。经过十几分钟的抢救，仍然无效。

上述情况是经“999”有关急救人员核实的。

所以，从接到呼救电话到出动抢救车，医生到达现场后，检查抢救病人没有分秒耽误。

金：那么耽误的时间造成“不及时”到底发生在什么地方呢？

宗浩：耽误在家中。据介绍，早晨9时，马季先生家一位来自农村的年轻保姆发现马季坐在马桶上一直没有起来，叫了他几声，但无回音。于是赶紧过去一看，发现马季的头耷拉下来，人已经昏迷不醒。小保姆十分害怕，紧张得不敢动他，于是马上打电话！请注意，她不是打急救电话而是往马季家中打电话，找他的家人，告诉这个紧急情况。马季家人一接到电话，迅速赶来，发现马季呼唤不答，不省人事，也没有敢挪动他，于是立即拨“999”急救电话报告，请赶紧派人来救。

金：发现紧急情况应该立即打急救电话，请求急救，然后才是给家属打电话。小保姆把“程序”弄反了，必然耽误了时间。

宗浩：是呀，从这个事件中充分说明了有些人不懂得先打急救电话这一最简单不过的道理，至少耽搁了十几分钟吧！而这十几分钟则是救命的“黄金时间”呀！

金：所以保姆以及从事其他服务工作的人必须要学习急救知识。现在就请您介绍“生命链”吧。

宗浩：“生命链”的第一环即这条链的起点，当然是垂危病人的发病现场。这个现场，发生在医院的环境中是极为罕见的，绝大多数是在“医院外的环境”，所以我们习惯地称为“医院外”，简称“院外”，英文名称为 Out of Hospital。

我们常说的院外急救，就是指在医院外现场环境下的急救。这里的意思有两点：一是指的空间。急救的进行不是在医院内，而是在“缺医少药”、基本上没有医疗条件的现场。二是指时间。即病人刚刚发病的起始时间，是病人还未送到医院前的那段时间。所以综合起来，“院外急救”是有时间、空间的内涵。可惜，这些年来不少人总是将它说成“院前急救”而且颇为广传。院前，是指医院前的那个过程，它是针对病人进入医院后的“院后（内）急救”而言，它只是个过程，只是个前后程序，所以，有意无意中把十分重要的“医院外急救”，远比医院范围大得多的环境及时间，被缩小成一个短时间的匆匆过程。这样的定义，对于院外急救事业的发展，至少从理论上讲是十分不利的。

金：我同意您的观点。据我所知，医院外的急救随着社会文明程度的提高，在人类交往更加广泛密切的21世纪，将会有更大的发展。

宗浩：是的，医院外急救，从城镇林区、高速公路，到狭窄市井，真是伸至各处。至于危重病人，无论是危重急症还是意外伤害，无论是天灾人祸，还是突发事件，总是在所难免。所以医院外急救可以说无所不包、无时不有。

回过头来我们谈“生命链”的第一环的起点，就是形形色色不同的各种现场，就是危重急症突然发病、意外伤害病人倒下的地点。这个地点是“生命链”的起点，是第一环的起点，同时，也是专业急救人员到达现场前的这段时间所组成的生命链的主要长度。我们必须重视这个起点及其长度。

在这里，存在的第一个问题是识别危险信号。也就是说，判断病人的情况，是否出现了需要抢救的心脏病急症乃至猝死。如果病人神志清醒尚能自主，则事先教育病人拨打急救电话。在美国是“911”，我国是“120”，如该城市尚未设立“120”，则可拨打“110”、“119”，或拨打当地社区的急救电话。

在欧美，当拨打专业急救部门电话时，该电话系统可自动将呼救者的地址和电话号码传送到专业急救系统（EMS）。同时，指派离病人最近的急救网点的救援队伍迅速赶到现场，一般在接到呼救1分钟即出发，4~7分钟赶到出事地点，最多不超过10分钟。

金：您讲指派离病人最近的急救网点，太对、太重要了。现在交通阻塞的现象已经出现在很多城市，如果急救网络再不健全，病人等待的时间太长，后果也就越严重了。

宗浩：建立、完善城市急救网络，要有星罗棋布的急救网点，还应配备一些流动急救点，以最大限度地缩短急救半径，是我几十年来一直在呼吁、在奔波的大事。这是人命关天的大事。你想，偌大一个城市，人口密集，交通拥挤，靠孤零零的一个急救中心，或者结构、功能、运作很不完善的零星几个急救站，怎么能在很短的时间内到达现场呢？我作为一个老急救医生，急救机构的负责人，对此事深感忧虑，因为这是我的责任，是我的良心，是我最起码的医德。想不到做这件事就这么难。急救中心不是一所医院，它的主要功能是一个急救通讯指挥系统，是一个急救总部。它必须是一个结构严密、伸向城市各处的急救网络，由很多运行良好，能在现场快速有效地发挥作用的急救站来编织这张网。

金：我在十几年前就看到您写的不少关于建立、健全、完善城市急救网络的文章，不仅我，而且我周围不少人都很赞成、支持您的急救观念和思想。现在情况好一些吧？

宗浩：是的，好一些了，但付出的代价也太沉重了。延误抢救时间，也就是以生命、鲜血为代价。每每想起这些，我都心痛，都难以理解。现在我们还要明确认识的是：“120”不是属于哪个单位的，而是属于这座城市，是为公民的安全、生命服务的。必须要遵循就近派出最近的急救网点，群体伤害时的伤病者应本着分散送到就近、条件合适的医院的原则。绝对不能为着所谓自身的经济利益舍近求远。

金：这应该是基本原则吧。

宗浩：这既是基本的科学原则，也是做人、从医最起码的道德。你想，为自身经济利益等目的“舍近求远”去派 EMS，或者城市中网点稀疏、路途遥遥地抢救病人，肯定会失去抢救的“黄金时间”。将众多的重伤员集中送到一两所医院，会造成医院条件及力量的严重不足，这就意味着放弃抢救。欧美国家在 EMS 的工作原则有十分明确的规定，并有法律保障，我们也必须有严格的规定，这一切都是为了抢救病人。

金：我完全赞成您的意见。

宗浩：在第一环中，EMS 的调度应答系统中，还有一个重要任务是给呼救者的必要指导，以使其在 EMS 未到达前，在现场先给伤病者以必要的急救。

金：在电话中如何知道呢？

宗浩：比如发生开水烫伤，电话中就告知，应该立即脱去（或剪掉）烫伤处的衣物，马上用自来水充分地冲洗，以达到局部降温的目的，不要随便涂抹药物等。如果病人已经发生呼吸、心脏骤停，告知要迅速进行心肺复苏。

所以，第一环的早期通路，是使发病现场与专业救援机构间的联系畅通，使救援机构立即、就近派出救援力量迅速到达现场，病人以期获得最及时有效的专业救护。所以，近年来，专家们把第一环的早期通路也称为早期 EMS，即早期急救医疗系统，我认为这种称谓更完全、更确切。

当然，我无须来解释如果第一环通路迟迟没有建立的危害了。事实上，因为通讯的不畅，致使危重病人得不到及时急救的例子是举不胜举。有的人甚至把“120”视为自己机构的“专利”，凡来电话者，大部分均由本处派车外出，而不考虑病人所居地域的远近，这种以生命为代价而获得的经济利益真令人气愤。所以，早期通路，既有技术，同样也包含有道德的内涵。

金：呼救时报告些什么内容呢？我曾听说过有一个人在打电话时惊慌失措到“我们这儿有危急病人，快来呀”，就这样把电话挂断了。不知道是调侃呢，还是真有这样的事？

宗浩：真有这样的事。以前，这种情况可把我们急坏了，病人在哪里呢？上哪儿去找病人呢？当然，现在急救部门指挥中心有“主叫号码显示”，就很容易知道呼救人使用的电话号码，但那样毕竟麻烦多了。

所以紧急呼救的内容应该规范，要言简意赅。呼救内容大致有：①报告人（第一目击者）的姓名及身份。②病人的情况，如已知其姓名、性别、年龄等基本情况，目前最危急表现。如病人诉胸前剧烈疼痛，既往有冠心病史；或被汽车撞倒、开水烫伤、高处摔下、河中淹溺等。③伤病者的地址、马路、楼层房室及电话号码，等候救护车的明显醒目标志处，如某某路某某大商厦门前等。如果是意外伤害事故，应该说明受伤的人数等。

金：呼救内容确实应该规范并大力宣传，否则将顾此失彼。

宗浩：最后要说一点，在城市里除了要大力宣传急救电话“120”或该城市其他统一的急救电话外，还要特别注意宣传社区接受呼救的急救电话。欧美很多国家注意宣传本地区的呼救号码，包括空中直升救护机站的电话，因为它往往能更迅速、更及时地接受呼救，派出急救力量及早到达现场。

过去人们称呼救后到达现场的时间为“急救反应时间”，其实这是很不精确的。因为从呼救电话到受理，再到派出救护车会有一段时间；从救护车派出至到达现场又需要一段时间；急救人员下车至病人身边实施急救还有一个时间。不要小看了这 3 段时间，不精确地计算这 3 段时间之和，就容易给不规范或责任心不强的机构、工作人员造成漏洞，其结果是延误病人的及时抢救，其代价是生命的丧失。所以，1992 年我在美国作“访问教授”时，就与同行们商量一定要精确这个时间，后来大家的意见不再叫“反应时间”，而称为“时间间隔”（Time Intervals），它具有很强的规范和严格要求的意义，同时，也便于检查急救机构是否真正迅速派出救护力量、及时到达现场的真实情况。

金：现在就请您来谈谈“生命链”的第二个环。

13 “生命链”第二环——早期心肺复苏

宗浩：“生命链”的第二环称为早期心肺复苏，因为 CPR 一词已经风靡全球了，所以我们都习惯地称为早期 CPR。

第二环的地点，仍然是现场，仍然是在这条链的起点及其延伸部分。因为在发病现场，“第一目击者”往往不会只是一个人，还有其他人，所以有一人在迅速地去拨打呼救电话，去完成沟通“早期通路”的第一环时，其他人可同时进行第二环的 CPR。

金：在作 CPR 前，要不要检查病人？

宗浩：当然需要。一定要迅速地判断病人伤病的基本情况，这样才能做到“心中有数”。据此，如果病情属于危重，就要迅速决定立即通知急救机构。

金：按照您这么讲，是否与第一环早期通路发生了矛盾？到底是哪一环先做？

宗浩：如果从叙述这一角度来看，存在了矛盾。事实上，一旦发生垂危伤病者，第一环与第二环常常是同步进行的。因为迅速检查病人，发现他（或她）病情严重，往往就让旁边的人立即打电话报警，也即进行第一环；与此同时，那位检查病人的人继续迅速地检查，也就是进行医学判断。

不过，进行第一环与第二环的检查判断还是有所区别的。一般说来，为第一环服务的检查内容十分简单，可以说是直截了当。那就是先对病人大声喊两次：“喂，你怎么啦？”英文则是：“Are you Ok？”然后，轻轻地摇动他。或者叫喊和摇动两者同时进行。这个过程，事实上就是检查、了解病人是否已经陷入昏迷状态，了解病人对客观是否还有反应。我们都知道，如若病人陷入昏迷状态，则预示病情已很严重，需要立即呼叫急救机构。

这种叫法及内容几乎全球已经统一起来，十分简洁。英文的“Are you Ok”我们也应该学会，因为改革开放的门户已经打开，有越来越多的外国人来到中国，我们也要经常走出国门。所以，万一碰到这种紧急情况就用得上。

现在，我来介绍快速而有重点地检查病人的方法。当然，刚才讲的呼叫和摇动病人后，观察是否有反应，神志尚清醒者会有答应、睁眼等反应，同时要注意病人的总体情况，有无活动性大出血，或其他严重外伤等。

检查内容为：

（1）瞳孔反应：眼睛的瞳孔又称“瞳仁”，位于黑眼球中央。正常时双眼的瞳孔是等大呈圆形的，遇到强光能迅速缩小，过几分钟又逐渐回复原状。

当脑部受伤、脑出血、严重药物中毒时，瞳孔可能缩小至针尖大小，也可能扩大到黑眼球边缘，对光线不起反应或反应迟钝，有时因为出现脑水肿或脑疝，使双眼瞳孔一大一小。瞳孔的变化提示了脑的病变的严重性。在抢救中，医生也经常观察瞳孔变化，因为能从中判断病情是在好转还是在恶化。

如病人的瞳孔逐渐放大，固定不动，对光反射消失，表明病人已陷入“临床死亡状态”。

（2）呼吸活动：呼吸是人生命存在的征象。婴儿降生下来的第一次啼哭，即开始了这个新生命的第一次呼吸。此后，呼吸伴随人的整个生命历程，直至最后。

正常人每分钟呼吸12～18次。危重病人呼吸变快、变浅乃至不规则；临终前的病人呼吸缓慢（每分钟6～8次），不规则，呈叹息样，直至呼吸停止；在发生触电等意外时，呼吸是突然停止的。

检查呼吸的方法，通常是观察病人胸廓起伏，可以得知其有无呼吸。但当病人已处于十分衰竭、危重，呼吸运动很微弱时，则胸部起伏不易觉察，此时，救护者可侧转头用耳贴近病人的口鼻，闻听有无呼吸的气流声，面颊感觉有无气流吹拂；还可以用棉花絮丝放在病人鼻孔前，观察其是否随呼吸而飘动，以判断有无呼吸存在，只要发现呼吸已停止，便立即实施人工呼吸。

（3）检查心跳、脉搏：心跳是生命活动存在的征象。正常人心跳每分钟 60～80 次。呼吸停止，心跳也将随之停止，或者是心跳、呼吸同时停止。心跳反映在颈部的颈动脉较易触到。心跳停止后，脉搏也会摸不到，心跳很弱或不规则，脉搏也可能摸不到或不容易摸到。

严重的心脏病急症如急性心肌梗死、心律失常以及严重的创伤、大失血等伤病危及生命时，心跳或加快，超过每分钟 120 次；或变慢，每分钟 40～50次；或不规则，忽快忽慢，忽强忽弱，当心跳出现以上这些情况时，往往是心脏呼救的信号，都应特别引起注意。

检查心跳的方法，家庭备有听诊器的可用其听心跳；可触摸颈动脉和股动脉检查心跳，前者位于颈部的两侧平喉结处，后者位于大腿根部正中。危急中不能判明心跳是否停止，脉搏也摸不清，不要反复检查耽误时间，而要积极进行心肺复苏或采用其他方法及时救护。2000 年 9 月在圣地亚哥的会议上，新世纪国际急救指导标准中，特别强调了不要因检查脉搏而耽误做 CPR，以至提出可以不检测脉搏，这似乎有点“矫枉过正”。我认为，应迅速检查，在难以判断时，要立即实施抢救。

识别以上几个方面的情况，有助于我们了解病人病情的危重程度。在紧急中，非专业人员不可能全面掌握，只能是初步判断病情，以便采取简便可行的抢救措施。同时向急救中心、急救站或社区医疗机构、家庭医生发出呼叫。

金：这些很重要，我会记住并让我们的读者掌握。

宗浩：这些检查在文字叙述上似乎占了很多篇幅，事实上在十几秒钟内即可完成，平时，不妨相互做些练习。当确知呼吸、心跳刚刚停止，就要立即实施 CPR。

我们为什么如此强调早期实施 CPR 呢？就因为 CPR 确是现场挽救呼吸、心脏骤停或称为“起死回生”惟一的最好的方法，它的成功与否尽管与病因有密切关系，但如能及早采用，有相当一部分心脏骤停的病人是能挽救的。国内外大量的实践和研究都充分地证明了，“第一目击者”在现场及早实施 CPR，对病人的存活、预后的效果不容置疑这一事实。当然，近年来随着心脏除颤的理论研究和实践应用的开展实施，除颤在心脏性猝死的急救中的独特重要意义已被人们理解，但是 CPR 的显著的、广泛的、最易普及掌握的急救技能，仍是重要的、不可替代的。而且，就广义而言，早期心脏除颤也可列入 CPR 范畴。

正如在美国达拉斯心脏急救会议上所指出的，“第一目击者在现场立即开始对病人实施 CPR，在几乎所有的临床研究中都认为对病人存活起到重要作用，除非从呼救到除颤间隔十分短的情况下”。然而，普及心脏除颤仍需要一个相当长的过程，即使普及了，如见到病人时已经失去了除颤的时间（而且这种情况也颇不少见），“第一目击者对心脏骤停者实施 CPR 是最好的急救”。会议再次呼吁，“CPR 的基础知识和技能，要最广泛地普及到整个社会中去，使他们懂得如何更有效地进入 EMS 系统（急救医疗服务体系），以缩短除颤时间”。专家们认为，社区性的 CPR 技术普及计划，尽可能地在学校、军队、企业、工地、公共场所、办公大楼、超级市场等处进行。社区需要消除一些阻碍市民学习和应用 CPR 的技术障碍。

金：我看过不少材料，尤其近年来在海外影视节目中，人们对于 CPR 的普及热情及应用之广泛令人感动。

宗浩：是的，因为它是真正的救人于生死之际，是技术、是功德，而不是讲空话、唱高调、呼口号。

关于 CPR 的知识和技能已在前面详细介绍过，在此不赘述了。现在可以来讲第三环。

在讲述“生命链”的第三环前，我想应该把当前这方面最新的进展背景做个介绍。第一目击者对心脏骤停病人实施 CPR 的价值是十分明显的，但如果下一个环即第三环的有效急救处理，未能迅速地跟上，那么，第二环的 CPR 仅顺应时势，而不能充分发挥它的作用，就容易失去它的价值。因而专家们特别注意并强调“生命链”的完整性、连续性。明确指出，社区医疗卫生工作必须要把急救作为其最基本、最重要的内容之一，建议社区以组为基础，尽可能地学习、观察、掌握、实践心脏骤停的识别、呼叫、操作，平时如何练习与 EMS 进行联系。一句话，平时充分地“练兵”，一旦“实战”发生，不失分秒地操作“生命链”，可以最大限度地获得抢救成功。

我这样喋喋不休地讲这些，你不会感到厌烦吗？

金：完全不烦，讲得很好、很透，您在更新我的急救理念。

14 “生命链”第三环——早期心脏除颤

宗浩：最近不仅在做普及工作时，而且在专业人员的急救学术活动中，我刚谈到这个题目时，就有人觉得“太专了，心脏除颤是专家们的事，至少是从事急救、急诊工作医生的事”。

金：对不起，我也有此同感。

宗浩：其实不然。心脏除颤这个问题并不复杂，而且必须得到普及，在最大范围、最广泛层面来普及。因为回顾自 20 世纪 70 年代 CPR 风靡全球以来，在心肺复苏初步成功的背后又有了很大的反复；在不成功的总结中，发现是因为“心室纤颤”这个问题困扰着我们的抢救。

回顾历史，医学家在20世纪60年代前对心室纤颤的处理是无能为力的。1947年出现了第一台十分初级的心脏除颤器，1956年朱尔（Zoll）医生和他的同事们研制了一台不需要开胸，在体外就可以消除心室纤颤的心脏除颤器，从而牢固地奠定了心脏除颤器治疗心律失常的临床基础。而近几十年来，心脏除颤器在全球有了突飞猛进的发展。我国自20世纪80年代后期，较快地在中小城市医院急诊科、内科普及了这种设备。

我可以这样讲，如果没有心脏除颤器，就谈不到现代真正的心肺复苏，更谈不到现代急救。

金：我还是不大理解您这句分量很重的话。为什么去除心室纤颤，对人复苏有那么至关重要的作用呢？您还没有给读者讲清楚什么叫心室纤颤呢？

宗浩：心脏规律而有力地跳动，从而推动血液流至全身以维持血液循环，我想这是众所周知的吧。但是，各种原因造成心律失常，我们通常称的心律失常也是十分常见的。不少人最敏感的是“期前收缩”或称为“早搏”，这是不按正常的节律而提前出现的心脏跳动。所谓心室纤维性颤动，简称为心室纤颤或室颤，是最严重、最致命的一种心律失常。

发生心室纤颤的确切机制目前还没有能完全认识清楚。但它是作为急性心肌梗死早期的、严重的，而且十分常见的并发症这一事实，已为医生们所熟知并警惕。猝死，尤其在1小时内发生的猝死，90%以上的原因都是由它而致；至于触电意外致死的原因也由它造成……所以，医生们称心室纤颤是“死亡的钟声”或“死亡的前奏”。

金：您是否有点危言耸听，心室纤颤真是那样可怕吗？

宗浩：确实如此。但是，40年来尤其是近20年来，医学家们对心室纤颤进行了大量的研究，已逐步了解到心室纤颤的发生可能是心电位的不稳定性，它常常基于冠心病的基础上。当然，也有一部分如触电、淹溺等意外致猝死，则可以没有冠心病的原因。当发生心室纤颤时，心肌完全失去了规则节律的控制，心脏每分钟可达数百次的跳动。当然，用“跳动”这个词已很不确切了，而实际上是呈“蠕动状态”。

金：怎么称为“蠕动状态”？

宗浩：因为发生心室纤颤时的心肌各管各，是杂乱无章、各自为政、频率很高的“跳动”，这不就成了“蠕动”吗？我给你打一个比喻，如果把几十条蚯蚓放在一个薄薄的塑料口袋里，然后，你用手去摸这个口袋，你有什么感觉呢？每条蚯蚓各自为政没有统一号令地在活动，会有一种非常明显的“蠕动状态”的感觉，这就是当心脏处于心室纤颤时的状况。因为我做过大量的动物心室纤颤的研究，用手直接摸过很多发生心室纤颤的心脏，真是如同摸蚯蚓口袋的感觉。我也因为有这样真切的体会，才打出这样的比喻，经常用此来解释心室纤颤的感觉。

金：确实是形象生动的比喻。由于这种蠕动状态，自然心脏就无力去排出血液维持循环了。

宗浩：是呀，处在蠕动状态的心脏，又是那样快速地蠕动，心脏完全失去了排血功能。所以发生心室纤颤，就意味着血液循环的中断，生命岌岌可危，一般持续几分钟，最多不超过 10 分钟，心脏便完全停止跳动。所以，我们如能抓紧刚刚发生心室纤颤的几分钟宝贵时间，立即进行有效的除颤处理，心脏就会恢复正常的跳动，将生命挽救回来。

金：问题是我们又不是医生，怎么能在现场知道病人发生了心室纤颤呢？

宗浩：如果病人发生了急性心肌梗死，很快出现心律失常，频繁的“早搏”达到每分钟十几次甚至更多，随之，病人陷入昏迷，心跳、脉搏突然消失。在这个瞬间，心脏常常处于心室纤颤状态。当然，如果现场有医生，或家中有听诊器，当听诊中发现严重的心律失常，频繁的期前收缩后，心音突然消失，什么也听不到了，这时心脏是处在心室纤颤阶段。如果有心电图机，则描记下的心电图就会显示心室纤颤图形，一定是那么杂乱无章的图形。

这就是说，如果我们看着病人突然倒下，病人的脉搏、心跳很不规则，很快摸不到脉搏，用耳朵紧贴其左胸部也听不到心跳（如有听诊器则不能闻及心音），表明心脏已陷入心室纤颤状态。如果这时抓紧分秒，立即除颤，效果会很明显。

金：在家怎么除颤呢？打电话请医生来，最快也得十几分钟或半小时。

宗浩：就用你的“赤手空拳”。手握“空心拳头”在其胸部正中区，稍稍用力地叩击两下。叩击后，用耳朵贴胸听听有无心跳，如无，再叩击两下。一般做两次胸前叩击，如除颤有效，则颤动消失并出现心跳。如仍无，则不必再予重复，而应进行 CPR。

金：胸前区叩击可有心脏除颤的作用？

宗浩：是有一些作用的。用拳头叩击胸前区，确切地讲，是叩击胸骨中段。因叩击能使机械能转变为电能，可以产生若干焦耳的低能量，相当于低能量的电击除颤。同时，从理论上讲，这个叩击造成的刺激，可以阻断心脏折返激动，消除心室纤颤和室性心动过速，恢复窦性心律。

前几年，人们对这种胸前区叩击“盲目”地除颤还持不同看法，有些人不赞成甚至认为有弊无益。为此我曾写了“伸向病人的拳头——胸前区叩击除颤”，友人对我的“拳头”开玩笑或提出非议，现在已经形成了抢救常规，只要出现上述情况，立即拳击除颤，有益无害。

金：为什么现在看法一致了呢？

宗浩：人们总会从大量的实践，或者说在经历的道路上来总结、提炼，进行科学研究，形成理论。美国心脏协会（AHA）等大量研究和临床实践证明，一旦发生心室纤颤，早 1 分钟进行除颤，对病人抢救成功率将提高 8%~10%，也就是说，每延迟 1 分钟的除颤，抢救成功率就减低 8%~10%。

金：早期除颤真是太重要，对救命太关键了。看来最关键的时刻是发生心室纤颤或者说是发生心脏骤停猝死的几分钟至10多分钟的这个非常有限的时刻。这个时刻，绝大多数都是发生在现场，难道心脏除颤就是靠胸前区叩击？

宗浩：除颤最关键的时刻，确实是现场的10多分钟，所以，现场除颤或者说早期除颤是生命攸关，这也是“生命链”的第三环提出的缘由了。

胸前区用拳头的叩击除颤，从根本上讲，当然远不如使用心脏除颤器的那种电击除颤效果好。但是，以现实生活的基础而言，在紧急的“缺医少药”的现场，它具备了最快、最简便的“赤手空拳”的“争分夺秒”抢救的优点，它有一定的疗效，是不可忽视的。在没有心脏除颤器、没有专业人员抢救的情况下，它不失为一种急救方法。

金：据我所知，使用心脏除颤器应由经验丰富的医生来操作。如果按照我们上面讨论的，除颤应在病人心脏骤停的10分钟内进行，除非在医院内、在医生眼皮底下发生心室纤颤、猝死，否则，在医院外的环境，它仍然没有现实的使用价值。年高资深的医生总不会带着心脏除颤器，神话般地出现在猝死者的现场吧？

宗浩：你的担心有道理。但是，请注意以下两点：第一，心脏除颤器近些年发展得很快，现在已有不少年轻医生在操作，科学技术一旦普及，种种条条框框也就随之而破。今天，在一所正规的医院里，对心室纤颤而致心脏骤停者的抢救不使用心脏除颤器，几乎是不可想象的。即使心脏处在刚停搏状态下，盲目除颤实际也是一种有效的心脏电击，国内外现在已几乎成为常规。

第二，及早除颤在现实生活中采用的实际困难，如你所讲的，医生不可能带着除颤器出现在现场。在20世纪80年代，随着CPR普及愈来愈广泛，人们意识到CPR对心脏除颤有一定的辅助疗效，但没有直接除颤的功能。而使用电击除颤是需要专业急救人员、医生才能操作，无奈，现场立即采用除颤有极大的局限性。即使在一个急救网络十分健全完善的城市、社区，EMS系统的急救人员迅速赶到现场后，最快也需要5~6分钟，再加上心电图的证实等检查所费时间等，往往也在心脏骤停9~10分钟后了。

金：是呀，我的担心正如此。再好的技术、再先进的设备，使用在疗效不佳的时间内，不仍然是无效吗？

宗浩：不少急救医学专家经常研究如何于现场早期使用心脏除颤的问题。在这方面很有成就的是德国美茵茨大学的急救、麻醉学Dick教授。

Dick教授和他的同事们在1979年首次描述了关于自动体外除颤器的实验和临床应用报告。他们把这种仪器称为“自动心脏复苏器”，在抢救心脏骤停时“能被非专业人员使用”。这种复苏器“包括有一个盒式带，能记录30分钟内所有的操作过程和心电图”。他们的丰富想象及所作的开创性工作令人敬佩，他的原则现已被自动体外心脏除颤器（AED）的生产商所采纳。同时还为不少研究如快速除颤的潜能提供了有利的证据，为今日AED的诞生、应用奠定了基础，为AED的高精确度的发展指引了道路。

金：您能否详细介绍一下早期除颤吗？我对此很感兴趣，似乎感到早期除颤对心脏骤停的抢救，比任何一项措施都更为重要。

宗浩：关键是要研制出一种新型的心脏除颤器。它必须能在现场使用；必须简明稍加培训即能掌握；必须价格低廉能配备在各处；必须效果确实安全可靠。我说的这4个必须确实十分重要，否则将失去我们所需要的价值。

刚才已经讲到20世纪80年代，德国的Dick教授对此的研究有了明显进展，到了20世纪90年代初在欧美已开始使用了一种符合刚才讲的4个必须条件的心脏除颤器。它的名字是“自动体外心脏除颤器”，英文名称是“Automated External Defibrillator”，简称“AED”。

AED是一种体外使用的心脏除颤器，它摒弃了传统的心脏除颤器需要专业人员掌握使用的弊端，研制成为简单易学、快速便携、适于非专业人员、经10多分钟培训即能在各种现场下运用自如的心脏除颤器。

金：给心脏除颤可不是闹着玩的，能这样简单、安全可靠吗？

宗浩：通过科学的研制和严格的鉴定，AED早已获得美国的FDA批准，即美国药物医疗器械权威部门的审定通过，并且在现场抢救已经发挥了重要的、独特的及传统心脏除颤器和其他抢救措施无法取代的作用。它的重要意义前面我已经讲得很多了。

1992年，美国心脏学会提出的“生命链”的第三环——早期心脏除颤，就是基于AED的发明、应用的成功，它为心脏性猝死起到的“起死回生”作用，专家们因此受到鼓舞而提出的。AED的效果确实很好，问题是需要在尽量广泛的社会层面推广、普及和采用。

1998年11月，在美国德克萨斯州的名城达拉斯由AHA召开的全美心脏协会第71次大会，在其急救专题会议上几乎全世界著名的心脏病学、急救医学的专家出席了会议，讨论了关于最大范围尽快地使生命链中的第三环早期除颤，为世人所重视和予以普及。我作为中国专家应邀参加了这个会议，在讨论中也受益匪浅。

我可以举一个例子。1998年在一架美国飞往墨西哥的班机上，一位旅客突然发生了急性心肌梗死，而且很快出现了急性心肌梗死早期最常见、最严重的并发症——心室纤颤，病人处在濒死状态，生命垂危。

你想，飞机在万里无垠的天空中，像一只孤雁独自飞翔，无依无靠，机舱里百余名乘客面对这位上飞机时还是神采奕奕的旅客真是爱莫能助。在此紧张之时，机组人员冷静而果断地将刚刚购置的新的急救设备——AED使用上了。当两个电极片贴在病人胸部，仪器很快地对心脏情况进行了诊断，确认心脏处于“心室纤颤”状态，随之仪器本身立即发出“除颤”指令，电击除颤！随之，又作出了判断，“除颤成功!”病人的心室纤颤消除了！前后只用了不过半分钟，病人复苏了！这是全世界在民航班机上、在天空中第一例使用 AED 抢救成功的报道。要是这架飞机没有这台 AED，那么这位旅客的生命将在这浩瀚的蓝天中永远地丧失了。

金：这真是“天无绝人之路”呀！

宗浩：我时常在想，在现实生活中，相当一部分死亡是不该出现的，或者说相当一部分人的生命，是不该过早终止，而是可以挽救回来的，其中心脏病急症、心脏性猝死占的比例很大。在 1998 年 11 月达拉斯会议上，以及此后我与国际急救界的同行们都谈到这个问题。我们认为，如果把“生命链”的 4 个早期处理得好，全球大约有 1/2 的猝死者是可以挽救的。我们大家都要为此努力，我曾开玩笑地说，若这样得到诺贝尔奖是当之无愧的。

金：我赞成你们的看法，我支持你们去争取诺贝尔奖。

宗浩：得什么大奖只是标志一种成绩。作为一个医生，一个专业急救工作者，我觉得 AED 肯定是一个对社会、对人类健康十分有用的急救装备，更重要的是由它可以带动现代急救事业的发展。欧美一些专家甚至提出，要将这第三环转位至生命链的第一环，其用意可以理解，因为早期心脏除颤是 4 个早期最为至关重要的一环，但要把它放在第一环的先决条件，必须是 AED 在社会的大普及。

金：您的意思是各处都放 AED？

宗浩：是这个意思。这几年我一直在想，灭火器是公共场所、楼道走廊的必备之物，人们对此司空见惯。那么为什么 AED 就不能像灭火器那样出现在办公大楼、超级市场、民航班机、车船码头，乃至一些有冠心病人的家庭呢？

金：您是否有点理想主义色彩？在公共场所放置 AED，这可能吗？

宗浩：有可能，现在欧美一些国家已经开始做了。2000 年 5 月 20 日，美国总统克林顿在每周例行演说中还说到了这个问题。他说，我想在今天的听众中，很少人没听说过心跳突然停止的病例。具备这种科技（指AED）后，我们就可以力挽狂澜，可以让一般人的心脏重新跳动，捡回一命。他又说道：“上周白宫一位来客突然倒地，如果不是我们的医疗单位1999年要求装备自动体外除颤器，这名来访者可能早已一命呜呼了。”他说，如果这种称为“自动体外除颤器”（又称为傻瓜电击器）的急救设备安在飞机、联邦政府机构大厦和其他重要地点，每年可以抢救回2万多条生命。克林顿表示将全力支持“心跳停止急救法案”。他宣布，联邦航空管理计划责成美国国内外航线班机均配备AED，此外，联邦航空管理局还将规定，各航空公司需训练服务员使用这种机器。

美国心脏协会（AHA）赞扬克林顿总统的上述宣布，美国航空公司也认为这是一大德政。

金：我想我们今后也应该在重要场所配备AED。

宗浩：是的。美国现在愈来愈多的人在督促当局在公共场所配置AED，自从芝加哥哈尔机场配置AED后，在机场突发心脏骤停的11人中，9人被成功挽救，这确实令人鼓舞。你知道，最易引发情绪大起大落的地方之一是赌场，现在美国拉斯维加斯的赌场及一些饭店也配置了AED。

金：这种AED据您介绍既然效果很可靠，但在生产上、价格上、应用上……总之在普及推广上您作过了解吗？

宗浩：1998年11月美国的达拉斯会议后，我应东道主的盛情相邀，马上从南方的会场飞到遥远的西北——濒临太平洋的以急救普及著称、心脏性猝死抢救成功率最高的西雅图，与那里的医学专家们继续进行讨论，同时实地参观AED的研制生产机构（在2000年9月会议前，我又特地到明尼阿波拉斯的一个生产AED的工厂去参观，并与那里的医学专家、工程师们进行了深入的讨论）。

当时，我从飞机上向下望去，连绵不断自北向南几乎纵贯美国大陆的落基山脉，时而积雪映白，忽而浓林显黛，我的脑海也像翻滚的云层变化不息。我总有一种预感，AED 将会像 CPR 那样，正在复苏领域里酝酿着一场悄悄的革命。

金：有道理。

宗浩：会议之后不到 1 个月，1998 年 12 月 7 日，在北京由我主持的国家级急救医学继续教育项目班上，有国内急救机构的主要负责人及不少专业急救医生们参加的研讨会上，我介绍了急救医学的最新进展，尤其重点地谈了 AED，大家兴致勃勃地讨论了这个问题，后来南方的一个急救中心使用 AED 效果很好。你想，面对日益增加危及生命的心脏性猝死（Aardiac Arrest）这个全球性的棘手问题，思考近二三十年来 CPR 的推广普及后的经验教训，要突破现有的抢救程序，研制出新的，而且民众能掌握的急救仪器，使生命救治的成功率大大提高，这既是我这急救医生不可推卸的责任，也是我责无旁贷的社会责任！

金：李医师，您的敬业精神令我感动。那么 AED 能否如您所讲那样在社会上得以推广呢？

宗浩：完全可以！因为 AED 的研制生产技术已较成熟。当我到达西雅图这座城市，那时正是北美枫叶染红的季节，我都无暇于此欣赏，而是紧张地开座谈会、参观医院、工厂，我看到救护车、消防车以及不少警察的巡逻车上都配有 AED。国际消防协会已认同在美国每个消防队都要配备 AED，这个仪器是可救人一命的。

我一直在想，我们的医院，对那些精良高档的医疗设备十分重视，在规模并不大的医院都有 CT，甚至装备了磁共振。你知道北京有多少台 CT？近 100 台！可居世界首位。不用说一座城市，有的一个不大的社区，10 多平方千米的地域里，CT 等价格昂贵的高档医疗设备已是彤云密布。而真正用于救命的设备，用于现场急救的设备，用于普及急救的教具模型，如AED、颈托、CPR教学模型等，这些价格低廉却很实用的设备，却寥若晨星。

这个现实与其说令人寒心，不如说是有关部门负责人的急救理念跟不上时代步伐，把抢救危重病人的希望完全寄托在医院的围墙内；寄托在医院内能发挥作用的高档仪器上。在当今快节奏的社会，人口的老龄化在不断发展的态势下，岂知心脑血管疾病发生率越来越高，成为死亡的名居榜首的病种，而它们往往又多以急症形式发病，危及生命；至于意外伤害、突发事件危及生命者，更多见于在医院外广漠的环境里。你想想，院外急救的知识、技能、设备是何等的重要；平时开展培训教学又是何等的不可缺少。

金：我非常赞成您的意见，我将尽力来宣传普及这个救人的方法。

宗浩：谢谢你的理解与鼓励。我经常在想，那些本不该到来的死亡，那些本不该终止的生命，随着AED在全球的普及，不仅在救护车、巡逻车、消防车、旅游车及飞机上，在各种公共场所里，甚至在有冠心病病人的家庭中，像灭火器似的悄然而立，这场复苏革命不正在悄悄地进行吗？而在21世纪初，这种普及趋势必然会进一步蔓延，并造福于人类，使更多的人获救。

金：用AED在现场进行心脏除颤，“第一目击者”不仅应在事先受过培训，是否还应该得到某种由权威部门认可的证书，这样救护就更会合法规范。

宗浩：你讲得完全正确。早在1992年，国际心肺复苏（CPR）和心脏急救会议（ECC）决定：①应该在社会上广泛地对AED的使用进行普及培训，由受过普及培训获得考试通过的人员使用；②所有消防队急救单元都应配备AED；③应在人口集中超过1万人的地方配备AED；④应制定法律，允许所有急救医疗系统（EMS）对心室纤颤新致的心脏骤停者进行早期除颤。

现在，经过了十几年后，普及培训在欧美国家和日本已有了较广泛的开展，不少公共场所已经放置了 AED。一个重要的进展是：作为在社会最广泛普及的基础或称为初级的 CPR 中，包括了要进行早期心脏除颤。这就是说，CPR 的培训本身包括了对 AED 使用的培训，获得了 CPR 培训证书即有资格使用 AED。

金：使用 AED 能那么简单吗？

宗浩：非常容易，因为 AED 是属于自动由电脑控制的仪器，只要按几个键就会程序化地进行了。我想，这几十分钟程序化的操作，练习十几次就能掌握使用。当然，它应该或者说必须与 CPR 的规范培训在一起进行，以使所获得的急救知识、技能比较系统。1998 年我们已在北京率先在社区、民众的培训班上教授 AED，有重点地选择如宾馆、涉外企业等机构的 CPR 培训班开辟了 AED 训练，学员们兴趣很浓，十分认真，效果很好。所以后来在培训班教授 AED 已几乎成为必不可少的内容。

15 “生命链”第四环——早期高级生命支持

宗浩：“生命链”的第四环称为早期高级生命支持。这一环是“生命链”的终端部分，是前三环运行到最后的阶段。本环主要是由专业急救人员，或社区的医务人员，或医院的急诊人员来实施完成的。

它的理论含义是：垂危病人已得到初级的或者说是基础的、却是最重要与生命攸关的、有效的现场救护后，转入到条件好、现代化程度高的单元内进行系统全面的救治。这一环，既是前三环运行的必然，也是垂危病人获得救治成功的阶段。用通常的话是：如此环不做或没有做好，则是“功亏一篑”，前功尽弃。

金：您对此环做的这个理论定义很有道理。那么，它的实际操作是什么呢？

宗浩：这一环的实际操作，一般是由欧美的专业院外急救系统

（EMS）或称为救护车服务系统——Ambulance Service System 来完成。近几年，人们对此的认识已逐渐一致，但难免还是有部分人的目光仍放在医院急诊室内，总感觉到“高级生命支持”离开医院的条件不行，总有种需要在一个围墙内的医疗机构来进行才放心。这种观念，在我们东方人的心中，尤其在我们中国人的心中比较突出。

坦率言之，我倒没有这种惟围墙内的医疗机构才能承担此任的心态，因为近50年院外急救成功与失败的经历和血的教训，使我刻骨铭心地认识到院外急救至关重要，甚至更重于院内。我丝毫也不在乎有些人对我的非议。但前几年我还真有顾虑，是考虑 ACLS 所需要的知识、技术、装备、运作能否在广漠的医院外达得到。

金：您说的 ACLS 是什么意思？

宗浩：对不起，我忘了介绍这个名词。ACLS 就是“高级生命支持”——Advanced Cardiac Life Support 的缩写，这个名词在西方十分流行。

它是由一整套的社会观念、组织、队伍、设备、运行等组成，在现代社会中有效地实施专业急救。事实证明了这种专业急救组织运行灵敏，效率很高，挽救了不少危重病人，是使危重急症死亡率下降、成功率提高的极为重要的因素。

我们的医学统计中存在一个缺陷，往往以医院的环境、以医院的模块、以医院的单元，总之，以病人进入医院的前门开始，到急诊、病房……一直至出院，或者不幸地由“后门”（太平间）而出，来计算它的死亡率、救治成功率等。从现代社会的发展和当代人类生活模式的改变这一基点出发，这种医学统计尤其针对危重急症、意外事故的救治，应该予以改进。事实上，很多垂危病人之所以能得到成功的或不成功的抢救，院外救护的及时、正确与否起了至关重要的作用。我认为垂危病人尤其是猝死者的抢救，很大部分取决于医院外。

金：应该如何去加强，或者说去建立这样一套现代救护组织呢？

宗浩：这是一个大问题，但并不复杂。20世纪，人类在经历了战争与动荡，在近百年的城市变迁后，人们意识到社区的模式更有利于居家生活。因为现代城市社区的结构是比较合理的，也就是说适应人们的生活，同样 Ambulance Service System（救护车服务系统）也应该而且必须与之相适应。组织严密、运转灵敏的急救网络，是使病人能在最快的时间获得急救的可靠保证。急救网络，是城市生命救护的安全网络，市政管理部门和专业急救机构应视其为基本的重要职责。

正如我在前面一再强调的，医院外环境的抢救，确切地说医院外的救援与在医院内的急救，有着明显的不同。因此，医疗急救人员或者确切地说救援人员，还应有特殊环境条件下的各项专业训练。

欧美国家的院外急救已形成独特的专业和专业队伍，通常在消防部门（Fire Department）内有急救医助（Paramedic）和急救技士（EMT）二级组织。前者知识、技能的等级比后者高。他们能在医院外各种环境包括野外山林的偏僻地区和“天灾人祸”的危险现场进行专业救护工作。当然，医疗急救始终要成为其主要的内容。

这就是说，急救医助、急救技士能很好地适应在现场进行专业急救工作，对垂危病人进行紧急医学处理后，送进救护车、船、直升机、飞机，在医疗监护下送到医院。因为既是专业急救，所以在急救措施上采用适于现场的各种现代化急救设备、药物等，使病人获得高级生命支持（ACLS）的救治。

专家们充分肯定了第四环早期高级生命支持的作用，它使得以心脏骤停为代表的抢救成功率大大提高。过去在院外抢救心脏骤停十分困难，往往初步救护虽然做得及时、正确，但因后续救治未能跟上而导致的失败，抢救成活率很低，现在已有了很大的进步。专家们通过大量的临床资料认为，由于专业急救人员及早到达，使猝死——心室纤颤导致心脏骤停的抢救成活率提高到15%~20%，这实在不是一个普普通通的数字！（图7）

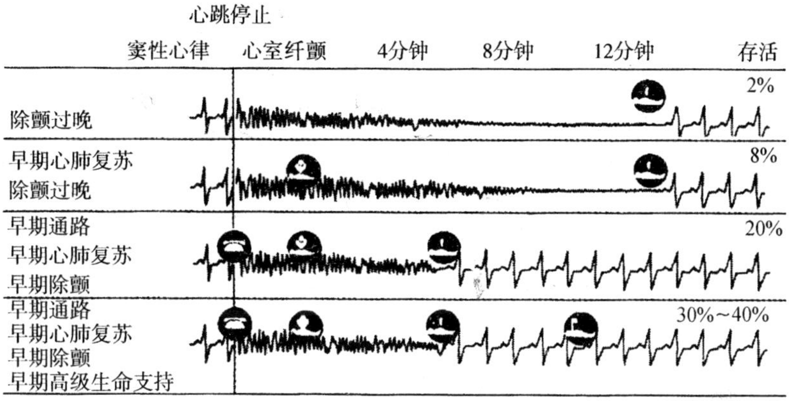

图 7　早期除颤提高抢救成功率

金：这意味着 100 人中有 15 ~ 20 人重新获得了生命，这 4 个环的早期实施太重要了。现场专业急救一定需要很多的人吧？

宗浩：专业抢救一般有两人即可。我们中国的情况是 1 名医生和 1 名护士。关键是平时要加强对此的专业培训和两人的配合。

世界上很多事情看起来很复杂，其实寻找出规律也就是说按照科学规律办事，并依次进行实际操作和实施，在现实中就能发挥很好的作用。随后，再进行总结和科学实验研究，使其不断提高。就像我们讲的这个“生命链”又具体谈了 4 个早期，有多么复杂吗？没有吧。但它所起的作用却是很了不起的。

美国的 AHA 以及有关医学组织评估生命链的作用，标准是什么呢？当然是存活率，这可以说是一个强度很高的硬性指标。但由于收集这方面的资料十分困难，所以很确切地来作统计存在不少问题。一些文献报道，心脏骤停的存活率已从 2% 上升到 30%。

我们也作过这方面的一些统计和研究，成活率虽远没有达到这么高的比例，但趋势是一致的。心脏性猝死的救治成活率确实比几年前大为提高，这是令人鼓舞的。而且，我要在这里特别强调，在 2000 年 9 月圣地亚哥会议上，无论是发布的新世纪《急救指南》，还是专家们的讨论，对高级生命支持（ACLS）这一环既很重要，也很模糊。因为随着科技迅猛发展，人们急救意识和知识的提高，不少 ACLS 的措施在现场，在社区民众中就能得到应用，像心脏除颤在十几年前是由高级医生掌握，几年后年轻的医生也能应用自如。

现在 AED 出现了，警察乃至普通百姓也会应用。这种基础的生命支持措施（BLS）中已经开始包括过去 ACLS 的内容了。这是社会的进步。如同十几年前，我们总没想到会有随身带、随时使用的“手机”吧！

现在，已有“生命链”和存活率的评估方法，而应用标准术语在国际舆论上也受到重视，清楚而明确的术语已经产生，统一的病人心脏骤停的资料报告和研究方法也已建立，用于改进心脏骤停的急救系统。尽管这些都在开始，而且尚有不少国家社区还未很好地应用，但我坚信不需要几年，这项工作会迅速在全球普及。

金：我也同样地坚信这项工作会很快开展，因为它与人们的实际生活、现实的心脏病急症乃至猝死的救护关系太密切了。

宗浩：是的。如果说，包括医学家在内的各方面的专家在致力于研究人类的长寿，在竭尽全力使人们长寿而应采取的种种方法是 21 世纪的一项巨大的工程的话，那么，使心脏骤停、心室纤颤抢救获得成功，尽量使那些不该终止的生命获得复苏，我想也应该是人类在 21 世纪致力于长寿的一项重要工作，而且是本项工程中异军突起的一支主力军！

Ⅳ “不测风云”——伴随生活中的常见急症

《国际指南》中十分强调ECC，它的全称是Emergency Cardiovascular Care，也就是心脑血管急症，因为这实在是现代社会、普通百姓最为常见的疾病和最为常见的急症。

16 摆在公众面前的心脑血管急症

宗浩：3亿人口的美国，每年约有五百万的病人因为“心前区疼痛（胸痛）”而到医院急诊室接受医治。其中约200多万人被诊断为急性心肌缺血性症候群。在此中间，50多万人被诊断为“不稳定型心绞痛”，150万人被诊断为“急性心肌梗死”。

值得注意的是，这150万人到医院急诊的急性心肌梗死者中，死亡率高达50%，死亡病人中有一半以上是在发作后1小时内发生的。根据统计包括那些来不及到达医院而在院外（如家中、送院途中），有高达34%的人面临死亡，而有17%的病人是第一次，也是最后一次惟一的发作。

金：真是有点“危言耸听”。

宗浩：这在20世纪90年代确实是这样的状况，近些年来，由于急救理念及治疗上的进展，情况已有了不少的改善。你可能也听说，现在治疗急性心肌梗死常常应用“溶栓疗法”。简言之，即在发病早期，病人一般情况较好，年龄也不是太大，使用血栓溶解剂来溶解冠状动脉的血栓，经皮腔内冠状动脉成形术（PTCA）可以再打通血管，造成血液再灌注时代已经来临。

尤其是，现在对冠心病急症新的认识和分类不像以前那样“泾渭分明”地界定了，而是一组由于冠状动脉粥样硬化斑块破裂或侵蚀，引发的临床疾病谱的一部分，即急性冠状动脉综合征——ACS。这不是一个简单的归纳分类或理念更新，而是极具指导、决策抢救、预防的理性认识。我们常说的理论指导实践这一哲学的基本原则，而绝不是实践指导实践的错误观念，也就是在上面我提到的理念或观念上有很大变化。

近十几年来，西方循证医学的创立、风靡，影响到很多学科的发展，如循证医学的资料使得心肌梗死（AMI）的救治有了戏剧性的进展。如上所述，现在我们认识到急性心肌梗死和不稳定型心绞痛在救治上有了更加合理、更加有效的方法。这些知识技能不仅在医生、专业急救人员要熟练掌握，并且要逐渐广泛普及到社会民众，这样就能较早地识别疾病，及时地予以救治。

金：这倒很有意思，请作些具体介绍。

宗浩：在20世纪90年代中期，美国开始出现了ACS这个名词，而且是在规范的教科书中出现的：Acute Coronary Syndromes——急性冠状动脉综合征。很快，ACS这个名词被广泛使用，它代表缺血性胸痛的意思。

为什么一个名词就值得这么大书特书呢？这是因为“急性冠状动脉综合征”不仅是相关，而且是同一种疾病的连续性表现，是一个综合的、发展的、动态的，这样使我们了解病情、治疗疾病、观察变化、掌握进展，才能更有把握地具有前瞻性。确切地说，它包含了不稳定型心绞痛、无Q波心肌梗死、Q波心肌梗死。

我们知道，心电图上出现了Q波，是心肌坏死的特征图形，一般视之为急性心肌梗死的典型证据。这样分类就不容易耽误真正最重的病人。因为社区医生或急诊室医生对前来急诊的病人诉说的“胸痛”，尤其是首次诉说的胸痛，他就要仔细地分析。如果病人有冠心病的历史，疼痛又发生在劳累激动之后，经过了休息，口含了2～3片硝酸甘油症状仍无缓解，就要想到心绞痛在发展，或者说，这个“冠状动脉综合征”处于动态之中、在变化。我想，不仅是医生会这样考虑，就是家属乃至病人本人也会按照这个“综合征”去思考，这样才不会耽误病情。

金：您的意思是不要像以前只单纯地想，要么是心绞痛，要么是心肌梗死，现在这样可以不被误诊、争取时间。也就是说，目标不含糊，时间不耽误。

宗浩：你说得太精辟了。急性冠状动脉综合征（ACS）病人急救治疗的主要目标是：减少演变中的梗死病人的心肌坏死；预防不良心脏意外事件的发生；当发生心室纤颤时立即除颤。

争取时间十分重要！因为梗死的心肌能否存活与时间关系极大，尤其在最初几个小时最为关键。溶栓治疗可以改变急性心肌梗死的病程，它可以使本来会演变为Q波心肌梗死的病人不再向前发展，而仍可停留在非Q波型阶段，损伤较轻，或于某些病人完全不产生梗死，因为溶栓药物可以缓解部分血栓，打通被堵塞的血管。所以时间越早，溶解血栓效果越好，病人的预后就越好。

如果症状迟迟未被识别，病人本身很晚就医，急性心肌梗死发生了六七个小时，甚至更晚的时间才被诊断，就失去了溶栓的时机。而且发生急性心肌梗死后出现最严重的并发症——心室纤颤，绝大多数都在4小时内，这就是为什么在我们普通老百姓中也要普及“急性冠状动脉综合征”的概念、知识的道理。

根据大量资料，在现实生活中，老人、妇女、糖尿病病人、高血压病人最易延误时间。因此，要教育有冠心病的病人及家属识别症状，以免病人自己耽误病情，失去了溶栓的机会。

金：也就是说，本来可以进行溶栓的病人因为耽误时间而失去了心肌再灌注、心肌复苏的机会。

宗浩：是的。自20世纪90年代中期以来的最近10余年，心脏急症在救治上的重大进展，是对于急性心肌梗死给予紧急的血栓溶解即溶栓治疗。发达国家如美国建议，如有内科医生在现场，或是从现场将病人转运到医院的时间大于90分钟者，应推荐使用院外溶栓治疗。所以，人们把溶栓视为再灌注治疗的新纪元。

金：您能否具体地讲讲用些什么药物来溶解血栓，尤其是我们在家中不仅能早发现，并能对此作些什么配合溶栓的治疗方法。

宗浩：目前常用链激酶、尿激酶等药物作为溶栓剂，一般是在急性心肌梗死发生后6小时内给予溶栓治疗，所以常常在急诊室或一进入病房即用，以争取时间。若条件许可，则救护车到达病家后，医生确诊后可及早采用。

病人的一般情况也应予以考虑。如果年事太高，或者当时已有严重并发症，就要慎重采用或不用。有些病人不愿使用溶栓治疗，或医生采用溶栓有一定顾虑，这就涉及溶栓的适应证、禁忌证及其风险等问题。因为溶栓药物的基调是溶解血凝斑块，所以引起出血和颅内出血是人们的顾虑。

这一切，应由医生来定夺。但病人或病人亲属应提供情况，如其既往有过脑出血，有颅内肿瘤，有内出血等情况，血压过高等宿疾者就不宜作溶栓治疗。

金：如果怀疑自己是急性冠状动脉综合征，尤其是有可能发生了心肌梗死，当时在家中服用阿司匹林有没有用呢？

宗浩：可以。一般冠心病病人可经常服用少量的阿司匹林。如果此时发生心脏急症，立即服用阿司匹林是合适的，而且也是必要的。阿司匹林可以降低心肌梗死的死亡率。

大量的临床和研究报告都指出，在冠心病的高危人群中，阿司匹林可以使心肌梗死的死亡率降低30%。所以专家们目前推荐在急性心肌梗死以及所有怀疑急性冠状动脉综合征发作的第一天，都应该服用0.25～0.35克的阿司匹林，除非是对阿司匹林有过敏或禁忌证的病人。

专业急救人员及时赶到，应用现代最新的理念、救治方法，可以使ACS病人得到及时有效的救治，这一些是与过去不可同日而语的。

金：真如您说的有这样好的效果？

宗浩：是的。近年来，一项世界范围内的大于75万人的ACS病人的随机临床实验研究，对心脏病学、急救医学领域产生了重要影响，因为有大量的结论性资料摆到了人们面前，国际上权威的美国心脏协会、欧洲心脏学会、欧洲复苏委员会等都承认这项结果对临床的影响，从而公布了ACS治疗的指南，对于ACS病人发病最初几小时内的治疗进行了重新定义。

请你注意，这个ACS治疗指南发给了医院外的医疗机构，尤其是社区服务、家庭医生、急救医疗服务系统（EMS）等，这就使得实施及早而有效，并且能够尽可能地与随后医院内的治疗形成有机联系，将大大提高治疗成效，减少死亡。因为你要知道，ACS最严重的后果是心室纤颤，而心室纤颤2/3以上是在医院外（即早期）发生的，死亡率极高。我们把这一阶段的危难时刻处理好了，这不就使ACS死亡率大大下降了吗？

金：院外救治是那样的关键，怪不得您反反复复地给我、给读者讲这些道理。

宗浩：对ACS，我最后想讲一下现实生活中容易发生耽误病情的情况，以便对病人家属加强教育，欧美在这方面是有教训的。为此，也做了大量研究，我们的教训也不少。

ACS病人的症状出现后，救治上的耽误容易发生在3个时期：①从症状发生到识别病人期间；②院外转运过程；③院内对病人病情评估阶段。

由于近年来对 ACS 出现了一系列的新认识。ACS 病人在最初的几个小时内如果处理得当，病人被尽快送到医院接受评估并进行正确治疗，则对病人十分有利。换句话说，虽然疾病发生了，但有可能阻止其向坏处发展，使其由坏处转为好端。相反，如果病人、院外专业急救人员（EMS 人员）以及院内的耽误，则会造成延误再灌注的尽早实施，从而减少溶栓治疗的疗效并增加死亡率。

延误症状识别是：因为 ACS 病人普遍都有前驱症状，而且多有冠心病病史，但如果此次较严重的情况发生，对自己症状的误解、轻视或否认，显然就被延误了。老人、妇女、糖尿病病人、高血压病人最易被延误，往往是因为症状不典型。在美国“快速早期冠心病治疗行动”（REACT）的研究实验中，老年和残疾者，家庭主妇和接受国家医疗补助的人员，平均院外延误时间为 2 小时以上。

发病后，作出是否需要使用救护车的决定也是很重要的，它可以减少在院外的延误以及使与症状相关的情况得到有效控制和改善。其他的延误诸如发病时间、地点（家庭、工作环境等），有无家庭成员在场等。REACT 试验还发现社区成员作为旁观者，认识到专业急救系统的价值并可以发现心脏病发作的征兆，但对自己一旦出现症状，则往往“当局者迷”，并难以进行正确识别处理。

在美国的这项（REACT）研究中指出，院外转运时间延误，只占构成治疗延误的 5%，这是由于美国的“911”受理呼救 EMS 反应迅速、城市社区急救网络遍布等原因，绝大多数急救服务都能及时抵达病人身旁。至于医院内评估的种种问题，占了治疗延误的 25% ~33%。

所以，院外急救系统（EMS）、医院以及社区都应当以此来改进自己的工作，尤其是加强病人对自己疾病知识的了解。

金：我更理解了您一贯重视在民众中进行科普知识教育之重要的

观点。

宗浩：《国际指南》多次明确地提出，加强科普工作，教育病人，是减少延误病情、延误有效期内救治的最重要措施。社区医生和有冠心病病人的家庭成员，在病人症状发作后，应该强调及早就医、及早呼救 EMS 的必要性。

作为社区医生，应该向病人宣传本地区的医疗急救系统情况，就近的急救网点、社区卫生医疗机构的电话和地点，这些知识是十分重要的、救命的。这就是为什么我多年来，一直呼吁要改变我们的城市尤其是大城市，把大量的救护车、人力物力放置在一个急救中心内，大量的呼救应答只由一处发出，对急救网点一定要给予扶植，使其有活力、能有效地救治病人的道理了。

金：我看到您为此写过很多文章和在电视台、电台上的呼吁，很佩服您的敬业精神。

宗浩：这一切付出都关乎老百姓的生命呀！做好了，抢救成功病例明显增多；做得不好，意味着不少可挽救生命的丧失。

如果对病人、家属的科普教育做得好；如果本地区 EMS 设置分布合理，急救半径很短，急救人员能迅速到达现场；如果现场处理得当，杜绝不以人为因素“舍近求远”地送病人，这样，ACS 病人的救治成功率会明显地提高。欧美等国已经有大量的统计学数据充分显示并将会不断地予以证明。我们必须予以重视、学习和应用。

17 “谈虎色变”的心脏性猝死

金：现在人们一谈到冠心病急症，马上会想到心肌梗死，而一说到心肌梗死，就联系到猝死，真是大有“谈虎色变”之感。当然，我并不认为它会严重到这个地步，但它的危害到底有多大，在生活中我们要如何正确地面对它，一直是为众多读者所关心的。您是否能较系统而又简洁地来谈谈这个题目呢？

宗浩：前面我曾说过猝死的问题以后再说。现在就来说说它，确切地说心脏性猝死（Sudden Cardiac Death，SCD）。根据世界卫生组织（WHO）的定义，它是指病人症状发作生后 1 小时内，经意识突然丧失为特征，由心脏原因引起的自然死亡。也有人定义为 24 小时都是心脏性猝死，但大多数学者包括我国学者及我个人，还是以“1 小时内”为界定。30 多年前，“冠心病”基本上还是“关”在医院里的疾病。这些年来，它可是大摇大摆地走出了医院大门，走向了社会各界，走进了社区家庭，尤其是冠心病急症。人们对它似乎又熟悉又陌生，又平常又恐惧。

我们常常讲人类在征服大自然的历史进程中，20 世纪的成就如何巨大，这似乎是事实。但是，这句“征服大自然”的“征服”两个字，我认为就是败笔。人与自然的关系，人与其他生物的关系，总体来讲应该是相互依存、共生或者说是相互协调的关系。就因为这个“征服”，人类在破坏自然环境的同时，也在破坏自己生存的家园。大气严重地污染环境，生活模式的转变，高速运转、紧张节奏等因素的影响，在改变着人类死亡病因。其中心脑血管疾病的发生率扶摇直上，而它们又多以急症形式出现，危及生命。

猝死的发生率在全球范围内，无论是发达国家还是发展中国家都在明显升高，其中以冠心病猝死为最常见，绝大多数病人发生在医院外的环境中，而且猝死发生的年龄又多是中老年人，并向着更年轻化的趋势发展。

美国在 20 世纪 90 年代，因心血管病造成每年 93 万人的死亡，占全部死亡人数的 43%，高居各种疾病死亡榜首。其中约 50 万人因冠心病而死，且大多数的死亡为猝死！这是一个严峻的事实，是一个需要社会、医学界尤其是社区院外急救医疗服务系统（EMS）严肃对待的现实。其中，15.6 万人死亡年龄在 65 岁以下，这说明什么呢？我想不必再解释了。据估计，在美国75岁以下的人中，因心脏血管疾病每年总共失去约500万年的潜在生命。十分清楚的是，冠心病急症的猝死是当今美国最重要的内科急症。同样大家一致的共识是，启动完善的EMS，从现场“第一目击者”开始的急救到专业急救人员的到来，现场及时的包括心脏除颤在内的CPR，是大幅度降低死亡率，挽救猝死最正确、最有效的策略和措施。大量的资料也表明，1小时内的猝死，90%～95%都是因心脏原因而致。

所以，心脏骤停（Cardiac Arrest）不仅被医学家所关注，同样被社会学家所重视。因为不少年富力强、才华横溢的中年人，正可以为社会的发展和文明进步大显身手，为家庭的幸福增添温馨时，却因心脏骤停而早逝。

金：我看过这方面很多的文章，而且我周围乃至我所熟悉的朋友中间也有发生这种心脏性猝死的，它是怎么发生的呢？

宗浩：心脏性猝死原因很多，但究其根源，冠心病是基础。冠心病起源于营养心脏的冠状动脉的硬化。

在正常生理状态下，动脉内膜纤维光滑，因种种原因致使动脉内膜中的脂质，尤其是胆固醇过分堆积，造成局部内膜隆起，呈白色或淡黄色，形如粥状，所以称为动脉粥样硬化。发生冠状动脉硬化后，可引起管腔狭窄、血流不畅，甚至可以完全阻塞，使心肌局部缺血、缺氧，从而出现心绞痛或心肌梗死，称为冠状动脉粥样硬化性心脏病，简称冠心病。

金：冠心病为什么在现代社会中越来越常见呢？

宗浩：关于冠心病，动脉粥样硬化发病的确切原因，目前尚未完全明了，但它自古就有。经检查证实，我国湖南长沙马王堆的西汉女尸存在有动脉粥样硬化斑块和心肌梗死的病理变化；在古埃及贵族的木乃伊中也发现其患有明显的动脉粥样硬化；古罗马的贵族，他们的饮食与当今西方世界也很接近，古籍中记载了他们之中有人患心绞痛和心脏性猝死。而在现代社会这些病可以说达到了相当的高峰，但探索其发病原因则还是近些年来的事情。今天我不想展开这方面的内容，因为要占很多时间、很大篇幅，我只想从心脏性猝死来进行我们的谈话。

猝死（Sudden Death），顾名思义称急死或突然死亡，必须具备自发的、意料不到的、迅速发生的 3 个特点才能诊断。猝死者原来身体可能尚“健康”或有某种疾病史但未急性发作，现实生活中以心脏性猝死最为常见。根据世界卫生组织（WHO）规定，心脏性猝死是发病后 6 小时内死亡。按我国规定，凡有下列条件之一者诊断为冠心病猝死：①曾诊断冠心病或可疑冠心病，突然心绞痛在 6 小时内死亡或睡眠中死亡者；②突然发生心绞痛或心源性休克，并有急性心肌梗死或其前兆的心电图改变，于 6 小时内死亡者；③猝死后尸检证实有明显冠状动脉硬化者。

金：发生心脏性猝死，是否主要因为严重的急性心肌梗死而造成？

宗浩：心脏性猝死，可以是冠心病的首发症状或惟一症状，冠状动脉病变严重程度不一定与猝死成比例。

有些冠状动脉病变严重的病人，由于建立了良好的侧支循环，仍可正常生活工作而享高寿。有些病变较轻者，在一定诱因下，由于严重的心律失常而引起猝死；一些冠心病猝死者尸检并无严重的器质性改变。这就是说，不应把心脏性猝死与急性心肌梗死混为一谈；或者认为猝死都是发生了心肌梗死所致。不少人，一谈起急性心肌梗死时，显示出的紧张恐惧心理，恐怕就是将这两者必然会联系在一起的缘故。

目前认为，心脏性猝死的主要原因，是急性冠状动脉循环的突然、严重的不足，其主要发病机制是心室纤颤。

金：您在前面生命链中谈到的早期心脏除颤，是指针对心室纤颤采取的急救措施吗？

宗浩：是的。如果将心室纤颤与心脏性猝死紧密地联结在一起，甚至认为是前因后果的关系，我看也不为过。我们过去一谈到急性心肌梗死时就“谈虎色变”，主要也是因为心室纤颤是急性心肌梗死最严重的早期并发症，是最主要的死亡原因。

急性心肌梗死早期并发的心室纤颤，是属于一种早期的、原发性的、电紊乱所致的严重心律失常。无论从理论的研究和实践的效果来看，病人往往是可以救治的，可以重获生命，因此，对它救治的前景实在是令人鼓舞的。前些年，由于人们对此认识不足和处理不及时，而导致大量急性心肌梗死并发心室纤颤病人生命的丧失，给我们留下过于深厚的阴影。

我想在这里特别要提醒一点的是：在实际生活中，无论是急性心肌梗死还是冠心病急症，都要注意较常见的心律失常——室性期前收缩。因为它对急性心肌梗死等心脏急症发生猝死有重要联系。

金：我常听说的室性早搏，是不是就是室性期前收缩？

宗浩：是的。所谓室性期前收缩，就是我们通常说的“早跳”、“早搏”，即在正常心跳周期提前出现的由心室发出激动的心跳。一般认为，如果室性期前收缩出现较早，落在前一个心跳的T波上，就容易诱发心室纤颤或室性心动过速，引起猝死。当然，还有很多因素可以诱发心室纤颤，如心室纤颤阈值降低，像冠状动脉痉挛和血栓堵塞致心肌缺血、缺氧。在现实生活中，常与情绪剧烈的波动、大喜大悲致交感神经兴奋以及药物的影响等因素有关。

金：是什么原因致使心脏发生心室纤颤？

宗浩：这是个众所关注的问题。心室纤颤发生的病理生理机制目前还不十分清楚，学说很多。有人认为它与血液中的电解质特别是钾离子有关。当某种原因造成心脏缺氧时，心肌细胞受损致细胞膜通透性增加，钾自缺氧细胞内逸出增多，造成细胞内、外电位差急剧变化，加快激动除极，从而使不应期缩短，为心室纤颤的发生和持续创造了条件。

通俗地讲，可以将心电位的不稳定视为发生心室纤颤的直接原因。有些人虽患冠心病但并不严重，为什么发生了心室纤颤而猝死呢？往往是突然的情绪激动以及一些其他因素共同作用而致。在我的急救生涯和研究中发现，当冠心病病人身患感染如呼吸道、消化道炎症时，再有大喜大悲时，如对足球等比赛的胜负过于关切，在看电视转播时，因一球得失而造成情绪激动，可以造成电视机前的生命丧失——猝死。

部分冠心病病人，在严重心律失常发生以前就存在着心电不稳定性。据报道经长期随身监护表明，将近90％冠心病病人心脏有异位活动。在此基础上，由于某种诱因如劳累致心肌耗氧量增加，精神创伤致交感神经兴奋，睡眠中迷走神经兴奋致冠状动脉痉挛、冠状动脉斑块缺血、血栓形成，吸烟引起血中一氧化碳含量增加等均可造成心肌缺血、缺氧，从而加重已存在的心肌电不稳定性，触发电生理突然变化，引起严重的室性心律失常致猝死。

金：这么看来发生心室纤颤的可能性太多了，真有点防不胜防。

宗浩：过去一提起心室纤颤就确实令人紧张。自从冠心病监护病房（CCU）建立以来的一些统计发现，急性心肌梗死病人90％均有心律失常，在最初的4小时内，心室纤颤的发生率比最初的24小时者多25倍。美国每年发生心脏性猝死的30多万人中，95％以上是由心室纤颤所致，我国的资料也与此大致相同。所以，我为什么要与你讲了这么多有关心室纤颤方面的知识，因为我想在其他科普书刊中，会用很多篇幅来谈冠心病的种种急症，但较系统地、深入地谈心室纤颤、心脏性猝死恐怕不多。这不仅仅是因为我从事这方面的研究、实践，更主要的它是真正最危及生命、是我们“第一目击者”最应该了解的知识，从而能帮助做好最及时的现场自救和互救。

金：我对此确实也很感兴趣。您能否结合您的工作，尤其针对我国现状来谈谈心脏性猝死的预防急救方法呢？

宗浩：我有一个研究课题叫“猝死的研究与对策”。在北京，我们现场抢救猝死的病人有5000多例，当然，因种种原因很难完全确认这些病例都是属于猝死者，但大多数系猝死这一点是肯定的。

你知道，猝死绝大多数病人发生在医院外，而且多在症状发生后2小时内死亡，因此，院外猝死是研究的重点，但急救病历资料收集十分困难。很少有研究者真正注意到从急救医疗系统人员到达现场，直至病人身旁的时间间隔，因为大多数急救系统难以获得此类资料。我们由于有急救电话系统，24小时受理的急救呼叫，并立即派出由医生、护士组成的急救队伍，随急救车携带各种抢救设备到达现场急救以及院内急救等条件，为猝死的抢救系列化和病历资料的完整性提供了基本保证。

我们在5000多份病历中，经严格的科学定义诊断确认，其资料完整为猝死病历的共814份。他们均在6小时以内发病，男女比例为1.77∶1，发病年龄从7个月至96岁，以50岁以上者发病率最高。814例中有心脑血管病史者为88.1%。

人们关心猝死有无诱因。在149例记录者中，有引起猝死诱因的占18.30%，其中情绪激动30例，劳累45例，饱餐28例，排便（用力）17例，饮酒18例，呼吸道梗阻（进食或呕吐误入食管）11例。猝死有前驱症状者：胸闷胸痛114例，呼吸困难218例，头痛54例，咳嗽、咯血各7例，心悸、腹痛各5例，牙痛2例。但有90例病人是在睡眠中发病，无任何前驱症状者435例。

猝死发作时有什么表现呢？晕倒122例，突然神志不清591例，全身抽搐36例，口吐白沫32例，发绀407例，面色苍白352例，大汗14例，大叫2例。

金：这么看来还是有不少心脏性猝死病人是有诱因的，其突然发作的客观表现能为我们所知，这样，可以做到及时认识和处理。

宗浩：只有一小部分病人是在睡眠中发病，在这组814例中就有90例，这类病人大多数是年事已高的老者。

金：为什么会在睡觉中发生猝死呢？

宗浩：这类病人首先有冠心病的病史。一般认为，睡眠时迷走神经张力高，易导致冠状动脉痉挛，心脏传导系统缺血、缺氧，心电不稳定，继而发生严重的心律失常致心室纤颤而引起猝死。所以有时我们发现，在某天早晨有的老年人已突然死去。

猝死可发生在任何场所，发病时往往保持着原有的生活或活动状态，所以，我一再强调现场抢救，尤其重视“第一目击者”的抢救以及早期心脏除颤之重要。

金：您的观点我都赞同。但是，在现实生活中，毕竟绝大多数的人都不是医生、护士，又都处在“赤手空拳”状况来面对猝死者。要在现场抢救如此垂危或者说已处在死亡线上的病人，这样，无论在心理上和技术上，肯定有很大的压力。请问，我们该如何来逾越这个“鸿沟”，做好“第一目击者”来“救人一命”呢？

宗浩：你这个问题提得太尖锐，也太好了。我为什么花了那么长时间谈心脏性猝死呢？因为在现实生活中，冠心病急症发生率很高，但真正是“急得要命”的，真正要在现场发挥争分夺秒来抢救的——就是心脏性猝死，或称为心脏骤停。人们对急性心肌梗死的恐惧心理，不少人对严重心律失常的束手无策，以及更多的人当遇见严重的心脏病病人时，是搬动还是不搬动常常是一筹莫展……凡此种种，无非就是害怕在现场、在送医院途中出现这种最危急的情况。

我认为，要逾越这个鸿沟，首先要认识生命链的4个早期，相信我们自己，广大民众掌握了基本的急救知识与技能是现场救护之关键。

就全球而言，美国西雅图是CPR普及工作开展得很好的一座城市。可以说成年人中近一半都较好地掌握了CPR，并有较强的现场救护理念；而这座城市的急救医疗系统（EMS）无论就结构、运作或装备、技能都较完善先进。

我在这座城市与当地的医生们进行过较深入的讨论，而且还专门参观了早期心脏除颤器（AED）的工厂。这些综合条件奠定了很好的现场急救基础，即维系了从“第一目击者”到专业急救人员到来时不间断的抢救过程。几年前，他们的一篇论文报道了抢救5120例院外猝死，存活率竟高达28.9%！这不能不说明成功的重要原因是民众及时地进行了现场急救。这也回答了你的问题。

如果我们对一些科学论文、报道及专家们深入研讨的问题作进一步分析，心脏骤停的现场有效的抢救在4分钟内实施，存活率可高达43%～53%，8分钟时开始CPR等抢救，存活率为10%，如果超过10分钟，则几乎无一生还。

在我们这组800多例猝死抢救中，由于种种条件限制，在10分钟内进行CPR等措施抢救的只占16.09%，这已经是很不错了。如果我们在社会上进一步地普及急救知识和技能，不需要几年，我相信今后至少会有不少的猝死者在10分钟或更短的时间内获得急救，而有可能复苏成功。我们这组800多例中有21例复苏成功的病人，就是因为在4分钟内及时采用了急救措施，这是根本、是关键、是基础、是生命能否重返人间的重要保证。

18 关于冠状动脉狭窄堵塞的谈话

宗浩：我似乎太“职业病”了。尽管是在猝死、心脏骤停这种死亡阴影下来谈话，事实上，大多数的冠心病急症还是因为冠状动脉的粥样硬化，造成血管的狭窄、血流不畅而常发生心绞痛，以及进一步发展至血管堵塞，造成心肌梗死。同样，由于冠状动脉硬化造成心脏缺血、缺氧，传导系统受损，就会出现各种心律失常，即我们日常生活中见到的各种心律失常。

金：那就请您对此给我们作个介绍，不过，我看到这方面的科普书籍及文章实在不少。

宗浩：我明白你的意思，对此最好作些简洁的、最新的进展介绍是吧？我也是这个想法。所以，我想从关于冠状动脉的狭窄、堵塞这一视角来展开我们的谈话，作个从宏观、高度、前沿的位置来理解现实生活中可能遇到的形形色色冠心病急症，而不至于又陷入这个病、那个病的教科书式的讲解。

冠心病（CHD）是指在冠状动脉粥样硬化基础上加重出现了一些症状，如最常见的心绞痛，或者曾发生过急性心肌梗死。这就是说，仅仅在病理上有冠状动脉粥样硬化并不能诊断或者说它就是冠心病。但是，我们也由此应该看到，动脉硬化确是冠心病乃至后来构成一系列危象的基础。(图 8)

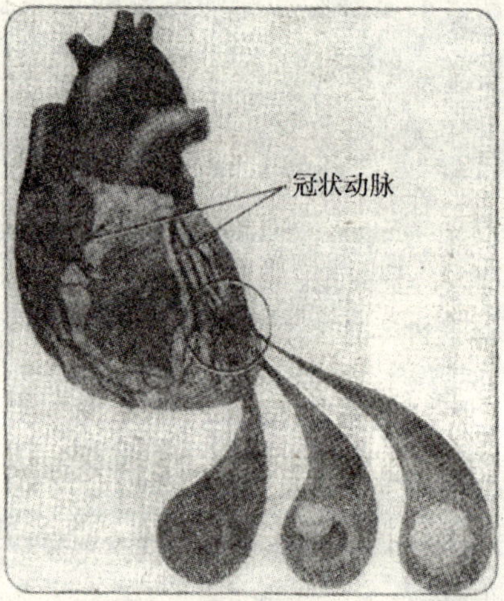

图 8　冠状动脉粥样硬化

冠状动脉硬化，它不是突然出现的，不是中老年人阶段所特有的。这些年来的研究越来越证明，它有一个渐进的、漫长的形成过程，甚至可能在生命早期就已开始，少年时代的种种因素如饮食结构的不合理，潜伏了“危机”，也许到了 20 ~ 30 岁时病变已经明显，但要为自己所觉察，也就是说出现明显症状，则往往需经历一个很长的时期。大量的资料表明，本病多在 40 岁以后开始发病，50 岁以后发展较快，发病率是随着年龄的增长而增加。在相同年龄的男女病例中，男性是女性的 2 倍，而且其发病时间要比女性早 5 年左右。所以人到中年后，这些症状逐渐出现了，或者“铺天盖地”而来，于是就出现了种种冠心病急症。

金：为什么有些人已经出现冠状动脉硬化而没有症状呢？

宗浩：冠状动脉粥样硬化者并不一定都发生心绞痛，它主要取决于病变的部位、范围及严重程度。一般认为，心脏若仅有1支冠状动脉血管闭塞，常无心绞痛。当2～3支冠状动脉血管闭塞时，则常发生心绞痛。若冠状动脉的一个主支严重狭窄或堵塞，有30%～60%的病人发生心绞痛；如同时有2～3个主支狭窄或闭塞，约85%病人发生心绞痛。

心绞痛的发生与某些诱因如劳累、情绪激动、饱餐等有关，因为这些因素增加了心肌的耗氧量；另一方面也可能引起冠状动脉痉挛，使冠状动脉血流量进一步减少，从而发生心肌氧需求与供给的不平衡——供不应求，引起心绞痛发作。

金：您能不能进一步解释在实际生活中这种“供不应求”的情况？

宗浩：有冠状动脉硬化的人，当在作体力活动如走远路、运动过量时，心脏排血量及心脏作功均要增加，才能提供此时的需求，心肌耗氧量增多，而冠状动脉因有狭窄、变硬，冠状动脉不能相应地扩张以增加血流量，使心肌缺氧加剧，从而导致心绞痛的发生。

还有一种常见的情况是：情绪剧烈地波动——大喜大悲。一般认为，情绪激动可使身体释放肾上腺素，使心率增快，血压增高，心肌耗氧量增加，从而诱发心绞痛。

金：为什么饱餐后容易诱发心绞痛呢？此时并没有剧烈运动或情绪激动呀。

宗浩：饱餐后可能引起冠状动脉痉挛，心率加快、血压增高，使心肌耗氧量明显增高，尤其是进食大量动物脂肪，同时饮酒，可在数小时内发生心绞痛。

此外，气温的变化，如寒冷季节尤其是秋冬之交、冬春之交温度急剧变化时，容易诱发心绞痛等心脏病急症，这可能是气温突变以及气压、风速等因素易致冠状动脉痉挛的缘故。

金：请您谈谈冠心病中最常见的心绞痛好吗？我感到这个名词似乎有点“满天飞”，真有那么多心绞痛病人吗？

宗浩：心绞痛在生活中确实比较多见。典型的症状是突然发生，历时短暂，一般只有 1 ~5 分钟，很少超过 15 分钟，个别可达 30 分钟。究其原因是，狭窄的冠状动脉一时无法给予心肌充分的血液供应。疼痛部位在胸骨的上、中段后部，约为拳头或手掌大小，也可波及大部分心前区。少数病人在胸骨下段、上腹部，个别发生在下颌、右臂、肩胛区等部位，每次发作部位比较固定。典型的心绞痛常向左上肢放射。疼痛性质因人而异，可轻可重，多为带压榨性紧缩感。

心绞痛发作通常有诱因，主要发生在过度劳累、情绪激动、饱餐后以及其他影响因素，如用力排便、身体其他脏器疼痛的当时。我想需要引起大家注意的是，心绞痛也可在无任何诱因的情况下发生。

至于你刚才讲的心绞痛似乎有点“满天飞”，我想主要是指凡将胸部的疼痛都归咎于此，这里确实存在一个症状上判断的问题。临床上引起胸痛，常需要与神经性心血管反应相区别。神经血管性胸痛持续时间较长，往往持续数小时到数天，劳累不加剧，休息不缓解。还有颈胸部疾患，如肋间神经炎、颈椎病、胸椎病等，这些疾病均会引起局部压痛。此外，消化道疾病如胃溃疡、胆囊炎等，均有明显的以上腹部为主的疼痛，它们都与饮食有关。当然，这类疾病可与冠心病合并存在，疼痛发作尤其是胆绞痛等可诱发心绞痛。但是，根据病情及做心电图等检查，医生们区别它们还是容易的。

金：在家中发生了心绞痛如何处理呢？

宗浩：就地休息，不要活动，更不要惊慌失措，这样就可以减轻心脏负担，减轻心肌对氧的需求。与此同时，应该设法加强对心肌血液的供应，使用硝酸甘油是简便且效果可靠的方法。该药用于临床上已达一个多世纪了，至今仍不失为治疗心绞痛的主要、常用、有效的药物。硝酸甘油有扩张冠状血管、降低外周血管阻力、增加静脉血容量、降低心肌耗氧量等作用，能给心肌氧气的需求带来有利的平衡。此外，硝酸甘油可使心肌产生有利的“区域性”血流分配，选择性地增加心内膜下的区域性血流。

金：现在各种新药目不暇接，依您的观点对心绞痛的用药仍很倚重硝酸甘油？

宗浩：是的。这不仅在中国，在欧美国家也是如此。莎士比亚的《哈姆雷特》中有“良药屡试验，永志不敢忘，新剂未谙性，慎惕毋轻尝”的经典台词。你会理解我引用它的意思吧，用药不能一哄而起，这绝不是时尚，而是科学与实践、时间的考验。由于硝酸甘油具有扩张血管的作用，所以在用药时要注意以下几点：

（1）舌下含服，不要吞服。因为舌头下毛细血管很丰富，含服可使药迅速充分发挥作用，既能扩张静脉，使回流血量增加，又能扩张小动脉，使心肌缺氧状态得到改善，能在1～2分钟内即能发挥作用，缓解、止住疼痛。如果采用吞服，作用发挥缓慢而不完善，效果差。

（2）在服用时，一般采用坐姿，最好靠在舒服的沙发上。站立用药容易引起“直立性低血压”，发生晕厥。有的老年病人坐着用药后，仍有头昏、头痛等感觉，只要平卧休息片刻，就可很快恢复正常。

（3）要选择理想剂量。开始服用硝酸甘油片时，剂量不宜过大，否则会产生不良反应。一般每次含服半片或一片（0.3～0.6毫克），病人应在用药中逐渐寻找出一个疗效好、不良反应小的剂量。

金：硝酸甘油确实是很好的治疗心绞痛药物，除此之外，常用的还有一些什么药物呢？

宗浩：钙拮抗药是硝酸甘油的“后起之秀”，也是很好的药物。我们知道，钙离子进入细胞内，能使心肌收缩加强并产生一定的电位变化。基于这样的原因，使用钙拮抗药，其作用在于阻断钙离子，因而减少血管痉挛，增加冠状动脉血流，同时又能通过心脏本身及周围血管的作用，减轻心脏负担，减低心肌氧量。目前常用的有维拉帕米（异搏定）、硝苯地平（心痛定）等。此外，还使用β受体阻滞药，它能起到减慢心率，降低心肌收缩力等作用。总之，具体用什么药及如何用药，我想不应该在这里介绍，而应该强调病人“遵照医嘱”去服药，这才是科学的、客观的态度。

金：除了用药外，在家中还需要采取哪些处理呢？

宗浩：一般的心绞痛病人经过休息、用药，如果有条件也可以少量吸一点氧气，其疼痛很快便能得到缓解，使症状消失。此后，应请医生进行检查、诊断、治疗。

金：如果心绞痛发作后，经休息、用药后仍不见好转，是不是发生心肌梗死了呢？该怎么办呢？

宗浩：你的这个问题涉及了另外一个大的话题：急性心肌梗死。当然我要说明的，并非心绞痛用药后效果不明显就是发生了心肌梗死。

我刚才讲的是指一般的、典型的心绞痛。如果深入地来看待心绞痛，由于病情轻重不一，疼痛的性质、持续的时间会有很大不同，这些与预后有密切关系。根据国际心脏病学会和世界卫生组织临床命名标准化专题组的意见，将心绞痛分为劳累性心绞痛、自发性心绞痛，并将初发劳累性心绞痛、恶化性心绞痛及自发性心绞痛称为不稳定型心绞痛。

因此，请医生诊断就可以明确自己患心绞痛的较确切情况，便于处理、预防。在平时就可以有规律地用药和采取相应的措施。同时，也应该准备速效急救药品，以便紧急情况下应用，必要时家中应备有小氧气瓶等。

金：对于心绞痛，人们似乎已经习惯了，最使人紧张恐惧的心肌梗死一旦在家中发生，好像天要塌下来似的。我和读者很想了解急性心肌梗死在家中发病的情况，尤其是在家里如何进行正确的急救。因为我们常常听说心肌梗死处理不当，很容易发生死亡。

宗浩：急性心肌梗死是家庭急症中一个严重的急症。它是威胁中老年人生命健康的一种常见病，因为它发病急、变化大、进展快、死亡率高。国内外的大量资料表明，急性心肌梗死约有 2/3 以上是在送到医院前死亡的。可见，在医院外的急救，确切地说，在医院外——家庭及各种现场的急救处理就显得十分重要。也就是说，在院外处理及时、正确，死亡率会明显下降。严重的急性心肌梗死如在现场处理不当、迟缓，就有可能发生死亡。以前人们讲到心肌梗死时的“谈虎色变”就在于此。

要做到及时、正确的急救处理，首先要认识急性心肌梗死的症状以及种种表现。

金：心肌梗死的症状是胸前区剧烈的疼痛吗？

宗浩：典型的症状是突然出现剧烈而持续的胸前区疼痛，并常伴有虚脱，或冷汗淋漓。它的疼痛与平时发作的心绞痛是有区别的。心肌梗死的疼痛部位、性质和放射区虽与心绞痛有相似之处，但多无明显诱因，常发生在休息时，而且其疼痛之剧烈、持续时间之长，远远超过昔日的心绞痛，并且应用硝酸甘油后也不见缓解。

金：但是我也曾听说，有的人发生心肌梗死时疼痛不那么厉害。

宗浩：是的。临床上有的心肌梗死，而且比较多见的是无痛性心肌梗死。

金：无痛性心肌梗死？那怎么能在家中被识别呢？

宗浩：无痛性心肌梗死多见于老年人，尤其是患糖尿病者。为什么老年人容易出现这种情况呢？可能是老人对疼痛的感觉不灵敏，以及心肌梗死时的代谢产物乳酸、磷酸性物质在传入途径中的一些差异等因素，使得疼痛不明显。这类病人主要表现为突发性心律失常、呼吸困难、大量出汗、明显衰弱、胸闷气憋、反复呕吐等。

还有些症状不典型的急性心肌梗死病人，疼痛部位不在心前区而在中上腹部、左肩背部、左臂左腕，甚至表现为咽痛、牙痛。所以，如果遇到年事很高的老人，突然发生难以解释的上述症状或不适，既往又有冠心病心绞痛历史，就应该想到急性心肌梗死的可能。

金：这么看来认识急性心肌梗死还真困难。

宗浩：总的来说，急性心肌梗死较典型的还是多见。在大量的临床资料中，专家们发现急性心肌梗死虽然来势凶猛，但追溯病史，约有2/3以上的病人在这次发生心肌梗死前的1周，都有一些“先兆表现”。认识这些先兆症状，防止心肌梗死而采取适当的措施，既有利于预防阻止心肌梗死的发生，也便于一旦发生，正确及时采取处理措施。

金：“先兆表现”有些什么症状呢？

宗浩：我们知道心绞痛的发生，一般多有诱因可查，但在这1周内，冠心病病人常在无诱因的情况下，频繁地发作心绞痛，而且每次发作无论是疼痛的程度，还是持续的时间都比以往重，使用硝酸甘油的效果明显地一次次地在降低。心绞痛有时每天可以发作几次，而且多在清晨、夜间、休息的安静状态下出现，医生们称此为“梗死前综合征”。终于有一天，因为某一支完全堵塞的冠状动脉，它所供血供氧的一片心肌受到致命的损伤后出现坏死。这片坏死的心肌，因范围的大小而导致不同的后果。一般来说，急性心肌梗死多发生在左心室，梗死面积越大，后果越严重，发生的并发症也越多。如梗死面积超过40%，则后果较严重。

急性心肌梗死的并发症出现越早，后果越严重。我们常说的早期尤其在发病1~2小时内，在医院外即在家中、送医院途中发生的意外，常常是因并发症而致死。

金：是些什么样的并发症呢？

宗浩：最早、最重要、也最要命的是心室纤颤，它导致的心脏性猝死，在前面我们已经详细地讨论过，在这里就不重复了。还有一种严重的并发症是心源性休克，病人冷汗淋漓，四肢冰凉，面色苍白，皮肤湿冷，血压急剧下降。也常见病人并发左心衰，表现为呼吸困难，咳嗽，不能平卧，咳出粉红色泡沫状痰。

金：在家中遇到急性心肌梗死时应怎样急救呢？

宗浩：我想，现场急救的原则是保护病人，预防并发症的发生，尤其对于年迈体弱、梗死面积大的病人，早期容易有并发症发生，处理不当，可迅速危及生命。

具体怎么处理呢？当发现急性心肌梗死病人，或怀疑发生了此类病人，如既往有冠心病病史，近期频发心绞痛，此类发作症状持续时间较以往明显延长，服用硝酸甘油无效时，病人应就地卧床休息，禁止来回走动或乱加搬动。同时要安慰病人，镇定其情绪。

给病人舌下含服硝酸甘油片，吸入氧气，口服安定镇静药，疼痛者应服用止痛药。因为剧烈疼痛，常使病人极度不安，增加心肌耗氧量，容易诱发心室纤颤、心力衰竭或心源性休克等并发症。

与此同时，应尽快地与当地急救机构或社区医疗服务部门联系，请医生迅速赶来处理。

医生未到达前，不要乱加搬动，更不要贸然将病人送往医院，因为这都会加重病人的心脏负担，诱发并发症。应该严密观察病人，测试其脉搏、心率。如出现心室纤颤，应立即拳击除颤；呼吸、心脏骤停者，应立即采用 CPR，如病人心慌气憋，咳粉红色痰，不能平卧，可能并发了左心衰，应使其半卧位，吸氧。

医生到达后，根据病情和心电图等检查结果进行处理。如已证实或怀疑为急性心肌梗死时，可将硝酸甘油加入少量液体中予以静脉滴入。同时，可注射有效的止痛药如吗啡、哌替啶（度冷丁），给予氧气吸入以及其他相应处理。有条件者，对于家中的病人立即进行心电监护，一旦发现心室纤颤，应立即使用除颤器（传统的或自动的 AED）除颤。

金：经您这么一说，确实在现场得到及时、有效的处理，又在医疗监护下送至医院，病人一定安全多了。

宗浩：近年来，国内外大量的文献报告和我们的经验显示，急性心肌梗死只要抢救及时、处理得当，并不像以前有那么高发的并发症和高的死亡率，尤其随着“生命链”——4 个早期的推广实施，急性心肌梗死的早期猝死率在大大下降。

金：您前面讲过早期使用溶栓治疗急性心肌梗死有很好的作用，不知在现场能否应用？

宗浩：动物实验和临床观察证明，急性心肌梗死尽早采用溶栓，也就是说，消除血栓，使堵塞的血管畅通，是治疗急性心肌梗死的有效措施。目前常用链激酶、尿激酶等药物。但是溶栓治疗会带来一些容易引起出血、再灌注时的心律失常等问题，所以年迈体弱者有出血倾向，发现时间过晚（超过 10～12 小时以上）等情况的病人就不宜应用。因此，在现场早期应用溶栓确为有利，但弊端也显而易见。

我们已经慎重地在现场开展了静脉溶栓研究治疗。它的前提是：救护车内要有完善的心电监护装备和有经验的医生带领下的抢救组，在诊断明确的基础上，即病人有典型的急性心肌梗死的症状，心电图的动态改变和心脏特异性生化指标的异常都支持诊断。而病人年龄在 70 岁以下，发现的时间较早，最好在 6 小时以内，医生可以决定进行溶栓治疗，其效果较好。

根据文献报告，早期静脉溶栓使血管得到再通，认为如果能及早诊断，在发病后第一个小时是消除血栓使血管再通、获得血液重新灌注治疗的“黄金奇妙时间”。按照我们的常识，我想是可以理解的。冠状动脉血管的某个分支突然被完全堵塞住了，应用药物化解消除了血栓，使血管重又灌注，但是在现实生活中，能做得那么及时的困难是可想而知的。病人的家属能否及时报告？急救医疗系统（EMS）能否及时到达现场？医生能否及时作出诊断？抢救组能否果断地决定及时予以静脉溶栓？家属能否理解在家中进行这项治疗的风险？凡此种种，每一个问题都会影响早期溶栓的进行。

金：这么看来这项有效的早期治疗实施还真是困难不少。

宗浩：一项被科学肯定了的对病人有益的急救治疗方法，我们当然应该努力去应用，任何好事在操作中总不会那样顺利，尤其在开头，我们不是常说“万事开头难”吗？“好事多磨”吗？为了使急性心肌梗死早期进行静脉溶栓治疗的开展，最根本的还是要转变我们的观念，打破医院的围墙。要大力宣传、普及冠心病知识，一旦发生急性心肌梗死便及早报警呼救，城市应建立完善的急救医疗服务系统。

急救医疗系统内要有经验丰富的医生组成的抢救组，装备能进行救治冠心病人的救护车。这样，到达病人家里后能尽早进行静脉溶栓治疗，其再通率可达到68%，这就很不错了。当然，早期应用有一定的风险，尤其要注意再灌注时的心律失常等问题。

19 风风火火的脑出血

宗浩：心脑血管意外是日常生活中最常见的急症。高血压急症是脑血管疾病急症中最为多见的，所以首先就要简单地了解什么是血压，多高的数值才算是高血压急症？

顾名思义，血压就是血管内的压力。实际上我们通常说的血压是指动脉血压。心脏跳动时血液被从心室压射到动脉，推动血液在脉管里向前奔流不息必然有一股压力，流动的血液对动脉血管管壁产生的压力就是血压。所以，血压的高低主要取决于心肌收缩力的强弱，动脉血管管壁伸缩性的大小，周围小动脉的阻力以及循环血容量的多少。血压是由收缩压（我们通常所称“高压”）、舒张压（“低压”）组成。在心肌收缩时将血液推压至血管时所测量的数值，是代表心室收缩期，故成为收缩压；而在心肌收缩之后松弛，心室推压血液停止，此时动脉血压也降低，此时心脏处于舒张期，测量所得的数值就成为舒张压。我们通常说的高血压急症，是指血压突然或极度升高，损害了脑、心、肾功能，并威胁到生命的情况。

高血压急症的特点是舒张压（低压）突然上升，有时竟可高达130～140毫米汞柱；收缩压（高压）也相应升高，高达230～250毫米汞柱。我说这个数据可谓“极限”了。

根据世界卫生组织/国际高血压联盟（WHO/ISH）在1999年出版的《1999WHO/ISH高血压治疗指南》中对“高血压”的定义是：在未服用抗高血压药的情况下，收缩压>140毫米汞柱或舒张压>90毫米汞柱。这就是说，高血压的诊断标准为>140/90毫米汞柱。我国已经与国际接轨，就是说已经采用了这个标准。我们进一步讨论就会发现，单纯观测血压值的高低不能全面反映高血压的病程，所以近年来WHO/ISH的专家按高血压高低分别用1级、2级、3级来表示轻、中、重度，若病人的收缩压与舒张压属于不同级别时，应按两者中较高的级别来分类。

金：请您将具体数值告诉读者，以便我们可以有所参照。

宗浩：WHO/ISH将成人血压水平分成3类：第一类为正常理想血压，略低于120/80毫米汞柱；第二类为正常血压，低于130/85毫米汞柱；第三类为正常高值，即130～139/85～89毫米汞柱。

金：那么高血压的数值是多少呢？也就是说，您刚才讲的1级、2级、3级的标准数值为多少？

宗浩：1级高血压，也就是说轻度为140～159/90～99毫米汞柱，1级里面又列出亚组，是1级里面轻型的即“临界高血压”，为140～149/90～94毫米汞柱。

2级高血压，也就是说中度，为160～170/100～109毫米汞柱。

3级高血压，也就是说重度，>180/110毫米汞柱

由于医学知识的普及，现在已有不少家庭自备了听诊器、血压计，所以可以经常检测血压，以做到心中有数。我讲这些基本知识的目的就是要早发现、早治疗。因为高血压这个慢性疾病实在是太常见了。它是目前世界范围内影响最广泛的心脑血管疾病，历史悠远，危害严重，它是发生

心、肾衰竭和脑卒中的重要原因。但如做到有效防治，则又可收到很好的效果。

金：我也常听说高血压发病率高，而且出现的脑出血危害十分严重。

宗浩：我国大约有 1.2 亿高血压病人。最近全国人口普查结果为 12.9 亿，它占了 15 岁以上总人口的 10% ~15%，北京市患高血压的人数据称已超过 200 万，发病年龄并有提前趋势，同时我国又在向老龄化社会迈进，所以今后在有效控制高血压方面要做的工作还很多。

金：您指的是对高血压的科普宣传不够？

宗浩：这是一个重要方面。我们有不少人已经患了高血压自己还不知道，这就使本可以服用有效的抗高血压药控制病情的人却得不到治疗。如果定期测量血压，这么一个简单的办法能做到的话，就可以早发现、早治疗。另一个重要问题是，病人知道患病了，也服用抗高血压药，一旦血压下降，就认为治好了，不再坚持用药。岂不知，高血压是一种长期的慢性病，乃至需要终身治疗之疾。不坚持长期、规律地遵照医生嘱咐用药，而是自作主张，常常导致前功尽弃。

所以，治疗控制高血压不仅仅是医生的事情，是医学界的问题，而且应引起全社会的高度重视，所以大力宣传普及这方面的知识是十分重要的，为此，我国卫生部于 1998 年已将每年的 10 月 8 日定为“全国高血压日”。

金：高血压最严重的后果是否是中风？

宗浩：因为高血压是种慢性疾病，长期高血压对心、脑、肾等重要脏器发生损害，导致冠心病、脑卒中、心力衰竭及肾功能损害。

关于冠心病，我们前面已经谈过了。现在我们重点讨论高血压引起中风，也就是高血压导致脑出血的问题。

我们通常说的“中风”西医学称为脑卒中。在我国，高血压病人发生中风的比例比正常血压者要高出 6 倍，而 70% ~90% 的中风病人都有高血压病史。所以人们常常把高血压与中风联系在一起似乎也就顺理成章了。如果说，这是我国高血压病人后果的“中国特色”的话，那么，欧美国家高血压病人后果的特点则更趋向于冠心病，严重的并发症威胁多来自“急性冠状动脉综合征”。

金：您的意思是欧美国家高血压并发症主要是冠心病而不是中风？

宗浩：我只是讲国外高血压并发症之一的中风没有中国的发生率那样高。事实上，中风是美国成人第三大死因，每年约有50万人发病，其中1/4病人因此致死，所以中风是一个严重的、普遍的急症。

金：中风不就是指脑出血，或有人称之为脑溢血？

宗浩：中风西医学称为脑卒中，或者称为急性脑血管疾病，是指脑部的某个区域的血流失调而致。由于发病急骤，进展迅速，病情危险，死亡率高，所以是一个严重的急症。你提的中风就是脑出血一说，就是因为脑出血具备上述这个病情凶险特征，人们才这样认识。

事实上，中风分为出血性中风与缺血性中风两类。出血性中风，就是我们通常讲的脑出血或脑溢血，它是脑部动脉血管的破裂，病情演变迅速，后果多为凶险。缺血性中风就是我们通常讲的脑梗死，在日常生活中，脑梗死的发生率比脑出血多，它是指脑动脉内形成的粥样斑块使血管十分狭窄，而且血管内又形成血栓，使得血管的阻塞更是“雪上加霜”，那么它所供应脑组织的血流几乎或者完全中断，致使相应部位的脑组织发生缺血坏死。

由于脑梗死是缺血所致，故而它的起病称为亚急性或慢性起病，不像脑出血那样风风火火，所以常常是几个小时甚至数天内逐渐出现头痛、肢体麻木等症状。多是在早晨睡醒或者一个午觉之后，出现头痛、肢体麻木无力，感觉迟钝，甚至单侧瘫痪，语言不清，视觉异常等症状。

脑梗死有时很难与脑出血鉴别，所以要及时到医院诊治，早期应用抗凝溶栓治疗，能收到较好的效果。

此外，还有一种称为短期性脑缺血发作，又称为“小中风”或“小卒中”，它是长期高血压造成脑动脉中、晚期的动脉硬化，再加上小动脉的血栓形成，引起血流不畅和暂时阻塞，病人就会出现短暂的症状，主要表现为一过性的肢体麻木，感觉明显迟钝，四肢活动失灵而发生障碍，语言困难失语等症状。一般在几小时，大多不超过 24 小时，上述症状会自行缓解而较快恢复正常。少数病人也需要到医院治疗恢复。“小中风”虽无危险，但它的发作基础是脑动脉硬化，此次发作往往是中风发生的预兆，一个明显的不可视而不见的“黄牌警告”，约有 1/3 的“小中风”病人会或快或慢地发生真正的中风。

金：脑梗死系缺血性中风，所以用抗凝溶栓治疗的目的是溶解堵塞血管的栓块，预防血栓再聚集堵住血管，保持血流通畅，缓解缺血状况，这一点我很容易理解。但您讲的那种出血性中风也很常见，如果弄不清楚，对出血性中风用抗凝溶栓治疗，岂不会使出血进一步加重铸成大错了吗？

宗浩：是的，两者治疗原则不同。

脑出血是一个严重的急症，是高血压造成的最为严重的后果之一。但是，高血压引起的急症，在生活中还有一些也比较常见。所以，在谈脑出血前，我还需要对此作个简单的介绍，这样，读者对这个问题才能了解得比较全面，今后遇到各种高血压急症、中风时可以做到“心中有数”。

高血压急症主要指高血压脑病和高血压合并子痫。高血压脑病比较常见，以恶性高血压引起为多见。病人一开始即表现为剧烈的头痛，血压明显、急剧地增高，通常收缩压在 200 毫米汞柱或以上，舒张压在 140 毫米汞柱。病人表现为剧烈的头痛，迅速出现恶心、呕吐、颈部强直等一系列颅内压增高的症状。此外，病人可有视力障碍，一过性偏瘫、失语，以及癫痫样抽搐。所以，容易与脑出血相混淆。

高血压合并子痫，主要见于妇女妊娠后，病人血压明显升高，下肢水肿，出现蛋白尿，病情突然加重时其抽搐次数频繁。

金：高血压急症的家庭处理主要指什么呢？

宗浩：因为高血压急症虽然来势汹汹，但病人神志不丧失，一般没有危及生命的严重征兆。所以，如果怀疑是发生了高血压脑病，病人要就地安静休息，头高体位卧床，服用有效的降血压药物，服用适量的安定药以镇静。与此同时，应该请医生到家急诊，以排除其他情况，并进一步处理。

如果是高血压合并子痫的病人，这类病人因为已有妊娠、水肿、高血压的病史，现在出现频繁抽搐，容易诊断。所以除嘱咐病人卧床安静外，还需应用有效的降血压药物，口服利尿药，以及作出其他相应处理。请医生急诊后，还需与产科医生商量决定，如果胎儿已经足月，可争取提前分娩，如胎儿较小或离分娩时间尚早，则要应用有效的药物治疗控制高血压。

金：我们生活中最常见到的脑出血，它与高血压急症有无关系呢？

宗浩：我刚才讲的高血压急症中，并未将脑出血病列入其中，但这并非与此无关。我只想专门来谈这个问题，因为脑出血与急性心肌梗死，可谓是日常生活中危害及影响最大的两种急症，需要稍微详细地单独来讨论它，不要与高血压脑病等放在一起谈。而且，高血压是否必然会激发脑出血，在医学上仍在争论之中。当然，高血压是脑出血的最主要原因，两者的关系是肯定的，是明确的，这在前面已经讲过。

出血性中风即脑出血，民间也常称为脑溢血。它是指脑实质内的出血。高血压脑出血最常发生的部位，是在大脑基底核处，约占脑出血的70%，尤其在豆纹动脉供血区即内囊，出血最常见。脑出血的血肿引起了脑水肿，使脑组织受压、推移、软化及坏死等，从而迅速地产生了一系列的严重临床症状。当然，即使迅速出现症状，总有个前因，总有个过程。

金：“前因”是指有高血压病史吧？

宗浩：大多数脑出血病人都有高血压病史。多在“人到中年”之后，多有家族史，多在寒冷季节发病。典型的高血压脑出血病人曾被这样地描绘：他（或她）身材多矮胖，颈部短粗，两肩宽阔，颜面潮红。

高血压脑出血病人多有诱因，如情绪大起大落，过度劳累或排便用力等。根据大量统计资料，脑出血多在白天发病，病人有明显的剧烈头痛、头晕、鼻出血等前驱症状，随之，突然意识丧失，倒在生活环境下，如厕所内，迅速陷入昏迷并常有抽搐。

刚才我讲的脑出血的好发部位是内囊处。内囊出血最为多见。病人的症状是昏迷，一侧上下肢软瘫，两眼球通常向出血侧凝视。病灶侧瞳孔散大，说明有海马沟回疝形成，脉搏减弱，呼吸不规则，表示病情在加重。

出血部位在脑桥处，病人的症状是突然昏迷而无前驱症状，双侧瞳孔缩小似针尖，体温高达 40 ℃，血压骤升。这类情况很严重，病情可迅速恶化。若脑桥出血从一侧开始，则出现病灶侧周围性面肌瘫痪，与病灶对侧呈上下肢松弛性瘫痪。

出血部位如在小脑处，多数是在一侧半球，导致颅内压增高。病人起病时神志清楚，常述一侧枕后部剧烈头痛、眩晕、频繁地出现呕吐，步态不稳，行走蹒跚，随即跌倒。病情进展常于数小时后出现脑干受压症状，如一侧面瘫及对侧上下肢瘫痪、瞳孔缩小等。也有一些小脑出血病人发病较慢，先有枕部头痛、眩晕、呕吐，随之病灶侧上下肢共济失调，步态不稳。

金：高血压脑出血的症状都那么重，病人的预后很严重吧？我听说脑出血病人的死亡率很高。

宗浩：以前脑出血的预后都很严重，这是事实。但是，近些年来，由于 CT 扫描技术广泛地在大中城市的医院中应用，这对于脑出血及出血部位的早期诊断起了十分及时而重要的作用。因为对一些适合于手术的脑出血病人能及时采取现代脑外科技术，这样一来大大地挽救了生命。

脑桥出血的及时准确诊断，使得相当数量的轻型出血者及时实施手术治疗，不仅挽救了生命，而且可以恢复正常。

常见的小脑出血，现在也因 CT 等及时诊断，迅速地进行开颅手术减压，生命得以挽救。至于侧小脑出血，此类病人往往出血量较少，预后较好。但不论什么情况，现场的正确救护仍是十分重要的，因为只有这样，医院救治、手术等一系列措施才有基础。

金：现代科技的发展，在脑出血救治的成效上真令人鼓舞。那么，现场救护的具体措施有些什么，它如何为下一步医院救治手术打下良好的基础呢？

宗浩：脑出血最有效的治疗是控制高血压。急救治疗目的是保护病人的生命，尽可能地使病人安静，以使出血自发停止。如我刚才讲的，近些年来由于诊断技术的迅速提高，头颅 CT 扫描广泛的应用，可显示出血的部位、大小、形状、脑室推移、受压或脑积水、脑室内血液的存在，出血邻近组织水肿等情况；脑血管造影，对明确病变部位和性质具有诊断价值。凡此种种，为正确救治脑出血病人，尤其为有外科适应证的病人及时提供了有利的手术时机，使脑出血对健康生命的危害有了一定程度的下降。

现场的救护至关重要。首先，要保持病人的安稳。当发现高血压脑出血病人后，家属或现场周围的人要镇定，不要乱加搬动，因为病人如受到刺激等不仅会使血压进一步升高而诱发抽搐，甚至会造成摔伤。病人睡在床上，则床旁应有护栏，要有人照看。

使病人头部偏向一侧，以保持呼吸道通畅。因为脑出血病人多有剧烈的呕吐，再加上昏睡昏迷，呕吐物很容易被误入气管而造成气管堵塞，导致呼吸停止。因此，除要将其头部偏向一侧外，要及时清理呼吸道，防止呕吐物误吸。由于病人有抽搐，易将舌头咬破，故应将筷子绕以布条或压舌板等夹在上下牙齿之间。

大量的实践说明，脑出血病人由于起病急，早期呕吐、抽搐、昏迷等严重症状，现场处理得当，可以避免呼吸道阻塞致猝死以及吸入性肺炎等发生，不仅对挽救生命，对医院及时救治，以及减少病人后期的处理种种困难和预防并发症都十分有利。所以，千万不可小看了医生未到达前这些似乎一般的救护方法。

与此同时，请医生前来救治。医生将根据病情应用有效的降压药物控制高血压，采用止血药、镇静药及氧气吸入等处理，然后，在医疗监护下送往医院。

金：现场正确及时救护，迅速安全送往医院，全面诊断治疗，这个救护系列确实改变了我以前对发生这种风风火火容易很快夺命的脑出血的片面认识。我想，今天我们的谈话使在这里的朋友们对这个问题也会有一个新的认识。最后，您能否向读者简单介绍一下高血压的预防知识呢？

宗浩：这个题目太大，我想你的意思或者说与本书关系密切的，是如何控制高血压发病的危险因素？

金：是这个意思。

宗浩：我们用了大量的篇幅讲心脑血管疾病的急症乃至危及生命的杀手——心脏性猝死和脑出血。在这类疾病、急症的发生中，高血压是一个十分重要的“危险因素”。近些年来，国内外大量的流行病学调研结果显示，高血压的危险因素有3类。

第一类是不可控制的危险因素，也就是说，通过我们人为主观的努力也很难奏效。这常常是因为病人本身的高血压家族史以及年龄、性别、人种、遗传等因素。第二类是可控制的，也就是说通过客观的努力可以被改变的因素，比如生活方式、饮食习惯、运动休闲、生活环境等因素。第三类是伴随性的危险因素，像与高血压相伴的其他疾病如高血脂、动脉粥样硬化、心脑肾疾病、糖尿病等。

上述3类因素或多种因素同时存在，而又不积极采取相应的控制措施，则对病人的健康危害就大。当然，识别高血压危象，识别中风等症状，对于一旦出现紧急病情时，及早有效急救，也不失为“亡羊补牢”的一个重要举措。

20 剧烈的腹痛——面对急性胰腺炎

宗浩：我想谈一个剧烈腹痛的话题，不知你是否感兴趣？

金：肚子痛，这是一个很常见、很普遍的病痛。医学上称之为“急腹症”吧？

宗浩：“急腹症”涉及面很广，多指外科疾病，可以写一本专著。我们今天讲的是因为急性胰腺炎引发的剧烈腹痛。

金：急性胰腺炎这个病在近些年时有听说，因为生活条件好了，“大吃大喝”的现象多了，所以也常听说某人在狂饮暴食后得了急性胰腺炎，而且这个病发展快，后果也严重。

宗浩：你说的情况是有一定的道理，或者说，把一些基本的特点“点”了出来。

急性胰腺炎是由于胰腺酶发生消化胰腺体自身的急性化学性炎症。急性腹痛是早期、也是最明显的症状。

胰腺位于左上腹部、胃的后方，呈细长带状。胰腺分泌消化糖、蛋白质、脂肪的消化酶。当发生急性胰腺炎时，胰腺消化液从胰管管壁及腺泡壁溢出，对胰腺本身组织及血管等发生消化作用，亦可侵蚀胰腺的邻近组织，病理上有不同程度的水肿、出血及坏死等主要变化。

引起胰腺发病的最重要因素是胰管梗阻和胰腺分泌旺盛造成胰管内压力增高所致，如胆囊炎、胆石症、胰管痉挛与水肿、胰石、十二指肠炎等，以及暴饮暴食均可使胰管梗阻，胰腺分泌旺盛，导致胰管内压力增高，最终胰小管、胰腺腺泡破裂，胰酶溢出，引起急性炎症；急性或慢性酒精中毒为急性胰腺炎的常见病因；胰腺损伤，如腹部外伤、腹腔手术亦可造成急性胰腺炎。

急性胰腺炎从病理改变上可分为急性水肿型和坏死出血型两种。前者占大多数（约占90%），其胰腺肿大较硬，间质有水肿、充血和炎性细胞浸润，病情相对较轻，1周左右病变消退，预后良好。后者较少见（约占10%），病情严重，预后差，胰腺腺泡、脂肪坏死及血管坏死性出血，易发生化脓性感染、休克、腹膜炎，甚至猝死。发病早期，两者在临床上很难区别，处理不当者水肿型可发展成为坏死型。若严重者，可不经水肿阶段，发病时即呈坏死型。凡是急性发作的上腹剧烈疼痛，均应考虑有急性胰腺炎的可能。

金：您能具体地介绍一下它的症状吗？

宗浩：急性胰腺炎是常见病，尤其是近年来随着生活水平的提高，饮食的丰富，发病日见增多。发病年龄多在20～30岁，女性略多于男性。由于病理变化的性质与程度不同，可从最轻的局部水肿到最严重的广泛坏死，临床表现亦轻重不一。常见的症状为急性发作上腹疼痛、恶心呕吐、发热、腹部胀满、血压降低以及血、尿淀粉酶升高等。

突然发作的剧烈腹痛，常在饱餐或饮酒后1～2小时起病，疼痛持续并阵发性加剧。大多数腹痛位于上腹正中或上腹偏左，疼痛可向腰、背及肩部放射，以左侧为著。当体位改变时，疼痛可减轻或加重，如起坐前倾时疼痛减轻，仰卧时疼痛加重。

恶心、呕吐多与腹痛同时发生。呕吐频繁，呕吐物开始为胃内容（食物渣、胃液等），后为胆汁（黄苦水），呕吐后腹痛仍不缓解。

发热高低与病情严重程度有关，多数病人有中等发热，不发冷，并持续3～5天。若体温超过39℃，持续不退，并伴发冷，面色苍白、四肢厥冷、心率快、血压下降甚至休克，为坏死出血型，这是十分严重的病症，死亡率高。

所以，对突然发生上腹部剧烈疼痛伴休克，或暴饮暴食（节假日期间亲朋好友聚餐之后上腹部突然发生疼痛，向后背放射，呈持续性阵发性加重，恶心、呕吐，呕吐后腹痛不减者，均应想到患急性胰腺炎的可能，应尽早到医院就诊，检查血、尿淀粉酶等。

金：应尽快到医院看急诊！

宗浩：发病后千万不要再喝水、再吃食物，立即禁食、禁水，以减少胰液的分泌。送到医院后医生会采取下胃管持续引流，应用止痛等急救措施处理。

V 急性中毒——不可回避的话题

急性中毒，古往今来是人们生活、生产和工作中难以回避的话题。及早在现场采取正确、有效的急救方法，可以大大降低其危害性。毒物种类虽多，但造成人体急性中毒时有一定的规律和特点，可为我们所认识、掌握，从而尽快地采取积极措施。

21 从《水浒》中武大郎的砒霜中毒致死说起

金：砒霜作为毒药真是历史悠久。中毒是个古老但又现实的话题，我也时常看到这方面的报道，请您给读者介绍些这方面的知识，以备急用。

宗浩：好的。武大郎被砒霜中毒致死的故事几乎家喻户晓。砒霜，作为中国民间尤其是农村的常见毒物，真是古往今来历史悠久。

金：您为什么特别提到“尤其是农村”呢？

宗浩：砒霜在农村也常作为一种农药，误用、使用不当甚至投毒，都会引起中毒。

金：真有您讲的那么严重吗？

宗浩：我并非危言耸听。中国农村尤其北方农村用砒霜作选种一直比较普遍，有些家庭有砒霜。时间久了，有时就易误用。我在前面已经讲过，在中国20世纪60年代人民公社集体食堂盛行时，发生过这类中毒事件。不少事件我还亲自经历过，参加了抢救。至于中国历史传统小说中描写的用砒霜毒人的事例也未必完全杜绝，是因它的毒性和取用比较方便之故。

金：我知道砒霜有“毒物之王”一说，为什么它具有那样强的毒性呢？

宗浩：砒霜是砷制剂，是一种古老的毒物，在自然界中多以化合物形态混杂于一些金属矿石中。砷化合物作为农药的制剂常用的有白砒，就是我们说的砒霜以及亚砷酸、信石、三氧化二砷、砷酸钙（砒霜钙）、砷酸铅（砒霜铅）等。砷制剂是我国防治农业病虫害最早使用的杀虫剂之一，由于其杀虫力强，来源丰富，至今仍在一些农村作农药、毒鼠药使用。

砷的氧化物和它的一些盐类属高毒物质是一种原浆毒，与体内酶蛋白的巯基具有特殊的亲和力，使酶失去活性，影响细胞正常代谢，导致细胞的死亡。砷化物进入血液循环，直接损害毛细血管使其扩张松弛，至腹腔脏器可有严重充血出血，对心、肝、肾等实质器官损害也很严重。所以，中毒（一般都是食下）后，短的15~30分钟，长者也仅3~4小时，一般在1~2小时内发病。

金：小说中描写其中毒是腹痛如绞割，七窍可见出血，是这样的吗？

宗浩：大概如此。食下中毒，病人口腔、咽喉干痛，烧灼，恶心呕吐，腹痛剧烈似刀绞割，腹泻内容呈“米泔水”时混血液，血压下降，循环衰竭，病人很快陷入昏迷休克。至于常说的眼、耳、鼻等处的“七窍出血”，坦率言之，我接诊过很多这样的病人，但没有见过如此典型的描述。

金：砒霜中毒被描述得那样可怕，对于这种中毒有没有特效解毒剂？

宗浩：有！砷中毒在历史上曾使人们惊恐不已，但当发明了特效解毒剂二巯丙醇（BAL）后，解毒效果好，确实大大地降低了死亡率。目前常用的有二巯丙磺酸钠、二巯丁二钠、二巯丙醇等。及早使用，效果可靠。

所以在我的抢救生涯中，经历过很多这样的病例，只要及早洗胃、及早使用特效解毒剂 BAL，疗效都很好，死亡率很低。当然，如果中毒剂量大，发现病人在 4 小时后，洗胃已无作用，大部分毒物均被吸收入血，情况就严重得多了。

22 常见的有机磷杀虫药中毒

金：在现代社会中，什么样的杀虫药中毒最为常见呢?

宗浩：应该说是有机磷杀虫药，它的使用远比砒霜广泛，因而发生中毒更为常见。因为有机磷杀虫药使用普遍，有些家庭还常把它作为灭蚊蝇等用，这样给误用或有意服毒提供了机会。

有机磷杀虫药的品种达数百种，在 20 世纪 70 ~ 80 年代我国应用得十分普遍，因此是发生中毒的“头号大户”。后来，采取了不少预防措施，尤其是因为它对人畜毒性太大，逐渐改用其他低毒的杀虫药，所以中毒发生率就有明显下降。但是在现实生活中，此类中毒事件仍不少见。

金：我也常听说有机磷杀虫药中毒、服毒的事情。您可曾听说过日本东京地铁曾发生“沙林中毒事件”，那是日本邪教徒的放毒，造成了不少人的伤亡。听说沙林也是有机磷杀虫药，也可引起中毒?

宗浩：沙林也是一种有机磷制剂，它属于战时毒剂之一。有机磷制剂可经呼吸道，如毒剂沙林的吸入、喷农药时的误吸；消化道，如人们常用的敌敌畏、美曲膦酯等杀虫药的误食或有意服毒；皮肤黏膜，如在棉地果园喷洒杀虫药时的吸收中毒。

有机磷进入体内后，迅速分布至全身各组织器官，并与组织蛋白牢固结合，它中毒的原理是抑制体内胆碱酯酶的活性。我们知道，胆碱酯酶的生理功能，是参与对完成生理作用后的乙酰胆碱的迅速水解，使其失效，以利于其所支配的器官组织能接受连续神经冲动。如果胆碱酯酶的活性受到了有机磷化合物抑制后，必然使乙酰胆碱蓄积，这样，就造成了以乙酰胆碱为神经递质的胆碱能神经系统发生生理功能的紊乱，产生一系列症状。

心脏、血管、平滑肌、腺体等受胆碱能神经纤维的支配，发生中毒后所出现的症状有如食毒蘑菇中毒那样，医学上称之为“毒蕈碱样症状”——恶心呕吐，腹痛腹泻，大汗淋漓，大量流涎，瞳孔缩小，呼吸困难等。还有一些明显的中毒表现称为“烟碱样症状”——肌肉抽搐，尤其是脸部小肌肉的抽搐表现得十分明显。

金：怪不得人们常说服敌敌畏中毒时，病人的瞳孔缩小得似针尖，全身大汗像雨淋。

宗浩：你讲得很形象、很真实，这是有机磷杀虫药中毒的典型症状。

金：听说有机磷杀虫药中毒后果十分严重。

宗浩：这是一种严重的中毒，尤其是空腹喝下大量的敌敌畏，确实危险。但是像任何急性中毒一样，如果及早发现、及早排毒，如口服则洗胃，如皮肤黏膜中毒则充分彻底清洗，如呼吸道吸入则离开现场呼吸新鲜空气，及早使用特效解毒剂以及采取相应措施，就能最大限度地挽救生命。

金：有机磷杀虫药中毒有特效解毒剂吗？

宗浩：有机磷中毒的原理是抑制胆碱酯酶，所以胆碱酯酶复活剂就是它的特效解毒剂。它们能使被抑制的乙酰胆碱酯酶恢复活性，像碘解磷定、氯解磷定、双复磷等解毒剂就有很好的疗效，可以解除中毒时出现的烟碱样中毒症状。

阿托品类药物也就是我们解除胃痛、胃痉挛的常用药物，对有机磷中毒也有很好的解毒作用，对中毒后出现的瞳孔缩小、腺体分泌亢进的大汗淋漓、肺部出现啰音等有明显的对抗毒蕈碱样症状的作用。此外，再配合其他有关辅助急救措施。

我要特别强调的是，有机磷杀虫药中毒后尽管病情进展凶险，但如果及早发现、尽快排毒、有效治疗，并不是像人们讲的那样危险。

有机磷杀虫药中毒尽管现在少多了，但由于有些农村乡镇，不少人还习惯依赖于用它作家庭的杀灭害虫乃至消毒药，所以，偶用后中毒并不少见，这是应该广为宣传，引起注意的。用于家庭杀虫消毒不要用这类剧毒农药，何况它并没有什么消毒之功效。

23 安眠药中毒

宗浩：我想向读者介绍在生活中常用的安眠药中毒，因为这个问题比较普遍，可以说过量用药，会经常遇到。

金：很好，有些人尤其是睡眠不好的朋友长期使用安眠药，容易出现这样的问题。

宗浩：现在常用的安眠药有地西泮（安定）及地西泮类的一些药物，还有甲喹酮（安眠酮）。

地西泮用得十分普遍，它的学名是苯甲二氮䓬；此外，还有氯氮䓬（利眠宁）、奥沙西泮（舒宁）等。

这类药物有镇静、抗惊厥及使中枢性肌肉松弛，并能有效地解除焦虑紧张等作用。每个人根据自己的情况，一般在睡前服用市售片剂的1～2片。

由于长期用药，用药的剂量会有所加大，尤其在心情烦躁、严重失眠状态下，如果一次大剂量服用，再加上本身长期反复用药的蓄积作用等的共同影响，或者有意服毒自尽，超大剂量地口服，就会造成急性中毒。

金：病人肯定是昏睡、昏迷不醒？

宗浩：这当然是主要的症状及表现了，病人陷入深昏迷状态，中枢神经系统和心血管系统被抑制，血压下降，呼吸循环衰竭。所以，因中毒轻重的不同，可以表现为昏睡—昏迷—深昏迷。当处在昏迷、深昏迷阶段时，你大声呼叫和摇动其身体，病人是没有反应的，这时病人的瞳孔也常常缩小，对光的反应也不灵敏，这都表示中毒是沉重的。

金：过去常用的巴比妥类安眠药中毒与安定类中毒的症状相同吗？在急救上有无共同之处？

宗浩：以前常用巴比妥类药物作安眠药，现已少用，有人应用甲喹酮，它也是一种巴比妥类的镇静催眠药，发生作用快、持续时间较久。除了催眠作用外，还有松弛肌肉、抗抽搐、镇咳和麻醉作用，达到麻醉程度时，直接作用于心脏，可使血压下降。用量过大，对中枢神经系统会造成抑制。

对于巴比妥药物以及其他镇静催眠药中毒的处理原则大同小异，应及早催吐洗胃，对症治疗。由于镇静催眠药都具有较强的抑制呼吸作用，故使用中枢神经兴奋药急救是一个重要的有效措施，当病人处于昏迷、深昏迷出现呼吸抑制时，传统应用印防己毒素以及戊四氮、贝美格都是有效的药物。

金：安眠药是越用越离不开，用量是越来越大，所以掌握用量看来真不可忽视。

宗浩：尽量少用，并要掌握好用量。虽然治疗量与中毒量中间有较大的一段“悬殊”，但常年服用，睡眠完全依赖药物，用量肯定会逐渐加大，加上体内药物蓄积，就容易发生过量中毒。

发现中毒如在次日早晨、上午，也就是说病人中毒时间多很长，应用洗胃催吐等措施没有作用，病人常常呈现呼吸困难，心跳微弱，甚至已呈濒死状态，所以必要时在现场还应作心肺复苏——口对口吹气和胸外心脏挤压以挽救生命，同时呼叫“120”或与当地医疗急救机构联系。

24 经常“惹祸”的亚硝酸盐中毒

金：说起家庭中易发生的安眠药中毒，倒使我想起这些年常听说的在现场发生民工误食亚硝酸盐中毒的事故。现在我国经济蓬勃发展，各地建筑似雨后春笋，大量农村人口涌入城市，充当建筑大军的主力，我想请您说说这个常惹事的“亚硝酸盐中毒”。

宗浩：这些年，亚硝酸盐中毒确实时有发生，大有取代几十年前的民工误食砒霜事故。亚硝酸盐是建筑工程中常用的材料，它的外形酷似食盐。你想，工地本来各种材料堆放就容易杂乱无章，有时还在那里做饭就餐，所以常见的中毒事故便是将亚硝酸盐当成食盐使用，吃这锅饭菜的民工就发生集体性的食物中毒。

金：您亲身经历过这样的事故和参加过抢救吗？

宗浩：是的。大概是1986年、1987年冬春之交，那时，建筑业刚刚开始兴旺，正处在起步阶段，某工地在很短的时间内，40多位民工突然发生腹痛难忍并伴有恶心呕吐，他们来到附近的朝阳区垂杨柳医院急诊。其中有几个病人病情比较严重，呼吸困难。当时，北京急救中心的筹建即将完成，但还未正式开业，日常大量的急救业务仍由北京市急救站担负，在平时，我是两边跑。当接到垂杨柳医院的呼救后，我立即带了几位医生赶到那里。

急诊室及过道上躺满了病人，不少人都挂着吊瓶在输液。那位胖胖的温院长向我介绍病情，并用焦急的目光望着我说：“这不像一般的细菌性食物中毒……”正说话间，又陆陆续续地送来了几个病人。

我了解他们进食前前后后的情况。得知，凡是中毒者，都是在一个工地食堂里就餐的。当时是冬天，北方的气候寒冷，不大会发生细菌性食物中毒。我详细地询问、检查了几个病人，给我明显的印象是：病人嘴唇、指甲处都是乌紫色。其实我一走进医院，就看到众多的病人脸色“青紫”，我心中即预感到这些民工很可能是误食亚硝酸盐而致中毒。

我对温院长讲，这起食物中毒很可能是由亚硝酸盐引起的，对于青紫严重、伴有呼吸困难的重病人，立即应用亚甲蓝（美蓝）静脉注射治疗，吸氧。温院长讲，医院没有亚甲蓝怎么办？我说，我出来时，根据电话询问对此已有了考虑，所以让医生们带了不少亚甲蓝。于是把我们带来的亚甲蓝都拿出来使用，而医院平时一般是不会准备这类药物的。由于病人多，我们带的这些亚甲蓝不够使用，所以我让他们通知药房多准备些亚甲蓝送来。同时，我让垂杨柳医院的同志们尽快与防疫站联系，把可疑中毒物品的鉴定等工作抓紧。

金：您处理得井井有条，为什么您敢那样肯定是亚硝酸盐中毒呢？病人后来怎么样呢？

宗浩：亚甲蓝是亚硝酸盐中毒的特效解毒剂，用药后，病人的青紫很快消退，病人的中毒症状也有了很明显的好转。当时病人吵吵嚷嚷地要马上转院，颇为紧张忙乱的情况，很快地平静下来了。

至于你问我为什么敢这么肯定是亚硝酸盐中毒，我想，这大概是多年从事急救医学的生涯、经历、经验和不断学习积累的结果吧。后来，现场的调查、防疫站的检验报告出来了，证明是亚硝酸盐中毒，误将它当成食盐。

金：几十个病人中有死亡的吗？

宗浩：前前后后不到 50 位病人，无一人死亡，病人很快都痊愈了。由于在该院处理及时得当，也没有一人转院，这件事，当时在社会上反响很大、很好。

金：我看过一篇文章讲到亚硝酸盐中毒，还存在食用某些饮用水、青菜导致中毒的事件，是不是这些饮用水、青菜中不慎掺进了亚硝酸盐？

宗浩：亚硝酸盐在食物中确实是个经常惹事的家伙，你讲的饮用水、青菜的亚硝酸盐中毒确实存在，但绝非是人为的、有意无意地把它放进去而致中毒。

金：那是怎么回事呢？

宗浩：有些地区的水，尤其北方苦水井的水中含硝酸盐、亚硝酸盐浓度较高，所以民间知道苦水井的水不能作饮用水。但是，如果对水长时间的煮沸加热，水分蒸发，在不断加热过程中，硝酸盐转变为亚硝酸盐，使水中的亚硝酸盐含量逐渐增高，饮用这样的水，就容易造成中毒。所以，尽管中国人都有喝热开水、用滚开的水冲茶的习惯，为什么我们没有人去喝蒸锅水，或用它来冲茶，这是因为蒸锅水经反反复复地煮沸、加热后便不能喝了。

金：这一些我还真不知道，谢谢您给我们增加这方面的知识。那么，吃青菜时为什么也有中毒现象发生呢？

宗浩：青菜中含有较多的硝酸盐，在适当的条件下，硝酸盐还原成亚硝酸盐，如果达到较高含量时，食下这些青菜就会发生中毒。

金：依您这么说，吃青菜会发生亚硝酸盐中毒，不是太危险了吗？

宗浩：不是这个意思。我是说，有些青菜确含有较多的硝酸盐，但在正常情况下食用是不会发生中毒的。问题是，对青菜腌制加工不当，或者新鲜的青菜存放时间过久变质，就会发生中毒。

金：愿闻其详。

宗浩：国内曾对因食腌萝卜叶以及变质白菜引起亚硝酸盐中毒事故进行调查，对此类蔬菜进行了检验。结果表明，蔬菜存放时间过久变质，硝酸盐含量会显著增高；变质腌制的萝卜叶的硝酸盐含量很高，食后即易中毒。

还有一点值得提出的是，白菜最外层的茎叶我们俗称白菜的“老帮子”，亚硝酸盐含量较高，所以吃白菜时不要太节省了，外面的“老帮子”要多去掉些，这不仅是这些帮子不好吃，也可避免中毒。腌菜要腌透，已经变质的腌菜要弃掉不可食用。有些食堂餐厅，因为白菜帮子不好吃，所以常将之腌制，食后容易发生中毒。病人的表现如前所述，在嘴唇、指甲等处呈现明显的青紫，医学上又称为“肠源性青紫病”。文献报道以儿童患肠原性青紫病较成人为多，病因当然是亚硝酸盐中毒。

金：为什么儿童容易中毒呢？

宗浩：正常人的肠道中存有硝酸盐还原菌，小儿的胃酸较成人低，因此硝酸盐还原菌易于繁殖，小儿胃肠道的屏障作用又较成人差，亚硝酸盐易于吸收，这样，同餐进食，若按单位体重计算，小儿服量较成人相对明显地多，所以易发生中毒。

金：儿童中毒也出现青紫吗？

宗浩：是的。我来给你介绍一个儿童亚硝酸盐中毒的事故，我想可对我们今天谈话作个小结。多年前，一个农村幼儿园，100多个孩子发生了中毒，他们的突出表现是“青紫”和腹痛，而孩子的胃肠道症状即恶心呕吐不十分严重。当时，我虽是一个年轻的医生，但中毒事故已经历过不少。面对在同一食堂进餐的这么多孩子出现的“青紫”，在询问进食及食物制作等过程中并未发现疑点，我冥思苦想，往一些杀虫药上考虑，设想细菌性食物中毒的可能，不得其解。与我同行的是北京市儿童医院的杨士元医生，他不仅是一位具有丰富经验的内科、血液专科的中年医生，而且对中毒的处理也很有经验。在他的启发指导下，我们很快就认定孩子们得的是“肠源性青紫病”，罪魁祸首自然是亚硝酸盐。

金：是不是食物中误放了亚硝酸盐？

宗浩：不是的。原来是孩子们所喝的粥造成的中毒。厨师为了贪图省事，没有把前一天蒸锅用的水倒掉，而是用它来下米熬粥。你想，多次蒸锅用的水，硝酸盐、亚硝酸盐含量已明显增加，现在再下米熬粥，水又经过煮沸加热，使得食粥的儿童发生了中毒。

我们的怀疑，很快经过防疫站鉴定证实。同时，在杨士元医生的指导下，应用了亚甲蓝治疗，效果很好，眼看100多个孩子的“青紫”很快消失了，当时，我心中真是高兴呀！

金：我理解您讲的这一些，我一直很敬重执著于事业的专家。

我还有个问题，亚硝酸盐中毒造成的青紫、呼吸困难，在这么严重的情况下，用亚甲蓝效果会这样的好，根据我所学的知识，亚甲蓝在医学上好像主要是用作显影剂，而在这里却成了特效解毒剂？

宗浩：你说得不错，亚甲蓝在治疗亚硝酸盐上是特效解毒剂。确切地说，亚甲蓝是治疗变性血红蛋白血症的特效解毒剂。

亚硝酸盐中毒的原理是：它进入血液后使红细胞中的低铁血红蛋白，即能携带氧气的血红蛋白氧化成高铁血红蛋白，这就意味着这时的高铁血红蛋白已经没有携带氧气的能力，发生了“高铁血红蛋白血症”，呈现了一系列的青紫缺氧症状。

造成高铁血红蛋白的血症不仅是亚硝酸盐，还有其他很多情况也可引起，尤其是我们现在购置住房装饰新居时，使用的各种涂料中会有一定含量的苯胺、硝基苯类化合物。苯胺类对人的毒性主要也是造成高铁血红蛋白血症，所以就容易引起中毒。这类中毒也表现以青紫为主的呼吸困难，尤其是年幼的儿童症状更重。急救治疗原则主要也是使用亚甲蓝。

一般剂量的亚甲蓝至体内后，先被辅酶A还原为白色亚甲蓝。白色亚甲蓝是还原剂，它可将高铁血红蛋白还原为正常血红蛋白，达到解毒目的。

金：原来亚甲蓝是一种还原剂，所以能达到解毒目的。

宗浩：不尽然！我要特别强调的是当使用大剂量的亚甲蓝，也就是说，血液中有高浓度的亚甲蓝时，它又成了氧化剂。所以，要由医生来掌握用量，确切地说，体内低浓度的亚甲蓝是作为还原剂治疗变形血红蛋白血症。好了，这些是医生的事，作为一般知识介绍已讲得不少了。我们换个话题吧。

25 煤气中毒，不仅仅发生在冬季

金：北方的冬天，因为生火取暖极易发生煤气中毒，现在生活条件改善了，楼层都使用暖气，这类中毒是否很少见了呢？

宗浩：我本来就想说这个问题，煤气中毒，确切地讲应称为一氧化碳中毒。煤在燃烧过程中，尤其是燃烧不完全时产生一种混合性的气体，其中一氧化碳含量高，对人毒性大，所以没有给一氧化碳安排好出路，门窗密闭，就容易发生中毒。

由于现在城市中居住条件改善了，很多人家不再住在平房、大杂院使用煤火炉，搬进了楼房，所以煤气中毒事故少多了。但在现实生活中，这类中毒还时有发生。一些在楼房使用暖气的家庭，常常在秋末冬初或冬末春初，供暖还未开始或供暖刚刚结束，气候骤变，寒流袭来，有些家庭因为老人怕冷又临时生了煤炉，不注意室内通风，容易发生煤气中毒。而且，还有一种常见的情况就是建筑工地的工棚内，或建筑工人临时住所内使用煤炉不当发生煤气中毒也不少见。有时，不在冬天也不因生火取暖，仍可见到这类煤气中毒。

金：那是怎么回事呢？

宗浩：在车库里长久地发动汽车，由于汽车尾气中有含量较高的一氧化碳，如车库很小，通风不好，就容易造成中毒。

金：这倒应该引起注意，一氧化碳为什么对人有那么大的毒性呢？

宗浩：它中毒的原理，与我们刚才讲的亚硝酸盐中毒引起的变形血红蛋白血症有相似之处。

一氧化碳经呼吸道吸入，通过肺泡迅速弥散进血液循环，它与血液中的血红蛋白有很强的“亲和力”。所谓很强的“亲和力”，就是指一氧化碳与血红蛋白结合的力度比氧与血红蛋白要大 240 ~ 300 倍。所以一氧化碳入血后，它在与氧争夺血红蛋白结合的“战斗”中，处于绝对的优势状态。只要当空气中的浓度达到0.6%～0.8%，就会造成中毒。

而且，当一氧化碳与血红蛋白结合后，形成的没有携带氧的“碳氧血红蛋白”，离解又很缓慢，要比正常时的氧与血红蛋白结合形成的“氧合血红蛋白”的离解（它就是我们正常血液中为组织细胞所需要的）缓慢到3000倍。对没有携氧能力的“碳氧血红蛋白”这种紧密的“难解难离”状态，显然使人体缺氧加重，乃至最后缺氧严重得置人于死地。

金：一氧化碳与血红蛋白的轻易结合、难解难离的特点对人是太危险了，难怪中毒会那样严重。

宗浩：所以煤气中毒尤其是早晨发现的煤气中毒的病人，常常是严重缺氧昏迷或已因缺氧而死亡，因为中毒时间太长。有时在矿井中发生的意外，因为爆炸作业时产生的有害气体中，一氧化碳含量可达3%～60%，如无防护，即可发生几乎致命性中毒缺氧窒息死亡。

一氧化碳与血红蛋白虽有这样的“亲缘”，但也不是“牢不可破”的。一般情况下，中毒较轻的病人，只要离开中毒环境，吸入新鲜空气，在不到一个小时，体内约有50%的碳氧血红蛋白即可离解，被毒气释放出的血红蛋白即可与氧结合，形成细胞所需要的“氧合血红蛋白”。如果再给予氧吸入，中毒重的病人进高压氧舱治疗，效果就会更好。

尽管一氧化碳有如上所述的种种“劣迹”，但它是一种非蓄积性毒物，它的吸收与排出，取决于空气中一氧化碳的分压和血液中碳氧血红蛋白的饱和度，接触时间和肺通气量也是相关因素，而且一氧化碳一般以原形经呼气排出。

金：所以发现一氧化碳中毒病人后，要尽快让他脱离中毒环境，呼吸新鲜空气，有条件者吸入氧气，这是急救的原则吧？

宗浩：你总结得完全正确。我想根据自己的经验再补充几句。我长期在北京工作，在冬天遇到了一些煤气中毒病人家属、邻居在急救上的“矫枉过正”情况。因为一般人都知道中毒后的通风，呼吸新鲜空气的原则，就将病人放到户外去“冻一冻”。这样虽然达到了脱离中毒环境、呼吸新鲜空气的目的，但是，在严冬腊月里将病人放在屋外去冻，就易使病人着凉，年老体弱者则易引起呼吸道疾病导致肺炎。还有一种常见情况是，认为煤气中毒后喝醋、喝酸菜汤能解毒，这是没有科学根据的。酸性物质并没有离解碳氧血红蛋白的特殊功效。

所以，正确的做法是将病人抬离中毒环境，放到温暖、通风良好的房间，盖好被褥，注意保暖。病人如神志清醒，则可给其喝一些热的糖茶水或热咖啡饮料。如病人已陷入昏睡、昏迷，就应请医生前来进行急救处理，或立即向“120”呼救。如果病人呼吸、心跳刚刚停止，与此同时，在现场还应做心肺复苏。

金：对您讲的那些不正确方法真应该引起重视。在预防煤气中毒的问题上请您给读者再简单地讲几句。

宗浩：我想就北方冬季家庭中因生炉取暖而中毒的情况来说点预防方法：放在屋内的煤炉一定要接装烟筒，以使产生的煤气能通畅地流出。烟筒节与节的衔接要严密，不要漏气。同时，门窗高处的适当地方要安个风斗，因为一氧化碳比空气轻，故可以经风斗处流出，又不致影响屋内保暖。每晚睡觉前，务必对此认真检查，不可麻痹大意。

再顺便说一句，现在应用煤气管道装的洗澡热水器，在使用时，也要注意通风。

26 细菌，总是食物中毒肇事的元凶

金：我们已经谈了几种中毒，但是最常见的食物中毒还未涉及。在餐馆里，请您给读者介绍一下这方面的知识，不会大煞风景吧？

宗浩：食物中毒是一个很重要的急救题目。每当夏秋季节，因为炎

热，饭菜不易保存，所以发生食物中毒的事件小至家庭，大至食堂可谓屡见不鲜。究其原因，绝大多数都是因为细菌引起，所以细菌性食物中毒在夏秋天气是高发季节。

金：按理讲，以现在的生活条件这种中毒不应该发生，但为什么还常听说呢？

宗浩：是的。随着人民生活水平的提高，卫生条件改善，以及冰箱在家庭中已十分普及等因素，细菌性食物中毒的发生率总体来讲已有明显下降，不像前些年那样容易暴发流行。但是，在卫生状况差的地方，有些人卫生习惯又差，或者过于节省，明知已经腐败变质的食物还是舍不得扔弃；至于那些不按照卫生规范加工出售食品的饭馆、餐厅，一旦造成食物中毒常呈集体中毒态势。由于食物中毒发病很快，症状来势凶猛，所以社会影响也就很大。

金：细菌性食物中毒有些什么特点呢？

宗浩："上吐下泻"，可谓细菌性食物中毒基本的共同的特点。由于引起中毒的细菌不同，具体情况也不一样。我国常见的是沙门菌属中毒、变形杆菌中毒、葡萄球菌肠毒素中毒、副溶血性弧菌中毒、肉毒梭菌中毒和蜡样芽胞杆菌中毒 6 种。此外，还有韦氏梭菌中毒、致病性大肠埃希菌食物中毒、链球菌中毒和志贺菌属中毒等。

金：您讲得太多了，我有点接受不了。我们是否具体地谈谈哪些食品容易发生食物中毒，这样读者就可以"引以为戒"。

宗浩：不要"因噎废食"。我要申明的是：这些食物由于被细菌污染，或是存放时间过久腐败所致，肇事祸首是细菌，不是这些食物，如鱼、肉、奶、蛋类及其豆制品。也有些植物性食物引起中毒，如剩饭、糯米凉糕、豆制品、面类发酵食品等。

我国细菌性食物中毒多见的食品与欧美有所不同。如肉毒梭菌中毒，在国外以火腿、腊肠和其他肉类食品为主，而我国则多数是由豆类和麦粉类的发酵食品引起。

近年来，随着我国人民食品结构的变化，现在也逐渐与欧美国家的情况相似。

金： 这么多不同的细菌引起的食物中毒，在相同的症状下总有所不同吧？

宗浩： 沙门菌属食物中毒在我国最为常见，造成中毒的主要食品是畜肉、禽肉、畜乳和禽蛋以及它们的制品。此外还有鱼类、蛙腿和河虾等水产品。

引起中毒的主要原因是加热不彻底，即加热温度及时间不够，使得患有原发性或继发性沙门菌病的家畜、肉和内脏往往带有大量的沙门菌，禽蛋及制品受粪便污染而染上了沙门菌。带菌奶牛的乳品，有时也带有沙门菌，由于消毒不彻底也可引起中毒。

烹调后的熟食品，如熟肉、熏鸡等如再次受到污染，存放温度较高，食前又不加热，也可引起中毒。

金： 李医生，经您这么一讲我们还真应该重视食物中毒这一问题。

宗浩： 这类中毒最多见，典型的症状是发病快，常常在食后 8 ~ 12 小时，病人出现寒战、头痛、恶心、呕吐、腹痛、腹泻。腹泻频繁，一天多达 7 ~ 8 次甚至更多。中毒重的病人由于频繁剧烈地腹泻，发生严重脱水现象，血压下降。

症状尽管来势凶猛，但只要及时地补充呕吐腹泻丢失的水分和无机盐类以及对症处理，一般 2 ~ 3 天多能痊愈。

金： 其他一些细菌性食物中毒症状，处理原则是否与沙门菌中毒相同呢？

宗浩： 细菌性食物中毒尽管致病的细菌种类繁多，但中毒症状大同小异。同在一个家庭、食堂、餐厅进食的人，几乎在同一时间内出现来势凶猛的上吐下泻，尤其是腹泻剧烈的情况，就要想到可能发生了食物中毒，应该立即将病人送到医院，急救处理。同时，将可疑中毒的食物留样，送往防疫站等有关部门检查。

由于细菌性食物中毒主要表现剧烈吐泻，所以，只要及时地补充液体和采取相应的对症处理，一般说来，死亡率很低，但是也有例外。

金：这个“例外”是否是肉毒梭菌引起的食物中毒？

宗浩：对，肉毒梭菌中毒是细菌性食物中毒中最为严重的，死亡率高。常见的原因是肉类及其制品等动物性制品，被肉毒梭菌污染后，存放于室温较高的环境下，细菌大量繁殖并产生毒素。食品加热不彻底或食前不加热即引起中毒。

在我国，还常见植物性食品发生肉毒梭菌中毒。主要是家庭自制的发酵食品，如豆腐、豆豉、豆酱和自制面酱等。

金：为什么肉毒梭菌中毒那样严重呢？

宗浩：肉毒梭菌中毒是由毒素引起，它与肉毒梭菌及其芽胞无直接关系。

中毒症状一般在食后1~4天出现，最短者仅6小时，病人全身疲倦乏力、头痛头晕、食欲不振、步态不稳，而像通常的食物中毒的“上吐下泻”症状倒不明显。很快，病人出现了典型的症状。

金：什么典型症状？

宗浩：因为毒素常侵犯神经末梢与肌肉的交接处，所以致使肌肉收缩运动障碍，发生软瘫。病人可出现眼肌和调节功能麻痹，表现为视物模糊、上睑下垂、复视、眼球震颤。延髓至舌咽麻痹后，表现为声音嘶哑，语言障碍，伸舌、咀嚼与吞咽困难，口干，颈肌无力，头下垂，上肢无力。

金：这样严重！用什么方法救治呢？

宗浩：发现这种病人要尽早送医院救治。当确诊为肉毒梭菌中毒后，应立即用多价肉毒抗血清治疗，并采用综合措施，支持疗法。治疗愈早，死亡率愈低。

肉毒梭菌中毒毕竟少见。至于南浔人爱吃臭豆腐，喜欢自制臭卤面酱，虽说使肉毒梭菌中毒大有市场，但实际上，不论是肉毒梭菌中毒也好，其他细菌引起的食物中毒也罢，只要我们把好食品的来源关和食品加工及其保存关，食前充分加热烹制，不吃腐败变质食品等，以我们现在的生活条件和卫生状况、卫生知识，预防乃至杜绝食物中毒是完全可能的。

Ⅵ　现代社会的阴霾——灾难突发事件

21 世纪的开始是那样的不平静。2001 年，美国发生了特大恐怖的“9·11”事件；2003 年春，在我们身边发生了“SARS”即“非典”；2004 年底，印度洋地震海啸波及印度尼西亚等多个国家；2005 年巴基斯坦发生 7.8 级大地震，美国发生了飓风大灾……

2008 年 5 月 12 日，我国四川汶川的里氏 8.0 级强烈地震更是震撼国人之心，一时使人们再次进入了 32 年前即 1976 年发生的那场唐山大地震的阴霾。2010 年青海玉树高原发生强烈地震，2013 年四川芦山又发生了 7.0 级地震。

所以，我与金菲编辑关于“灾难”的医学救援的谈话，就更显得重要了。我们从“突发公共事件”谈起吧。

27　“天灾人祸”，我国将此统归为“突发公共事件”

宗浩：“5·12”四川汶川强烈地震，使得国人受到震撼。不要把灾难看成离我们很远很远，当然也不能“杯弓蛇影”。但“居安思危”、“防微杜渐”的意识一定要有，“警钟长鸣”、“有备无患”的理念更不可少。不知道你注意到没有，近年来我国有一个新名词频频出现，与我们的生活、工作关系十分密切，而且大家十分重视……

金：您是让我猜谜语？不过我知道您是“三句话不离本行”，您是指“启动应急预案”，对吗?!

宗浩：完全正确。应急预案，通俗地讲就是应对容易发生的多种多样灾害突发事件时，我们应该如何采取相应的多种措施。古时人们常说“水来土掩”、“兵来将挡”。这样能使我们临危不慌乱，不手足无措，而是镇定自如，按照事先准备的多种方案，或者说按“诸葛亮事先设下的锦囊妙计”来应对，这个“诸葛亮”就是事先充分的研讨、科学的对策。

我们国家通过2003年非典事件（SARS）的教训，中央十分重视对灾害突发事件的应对处理工作。国务院专门组织有关人士和广泛听取专家意见，由2003年底开始制定应急预案，这是一项巨大的工程。

金：确实如此，是项大工程。这次四川汶川大地震我们能够较好地应对，肯定与启动相关的预案有关。

宗浩：是的。灾害原因种类繁多，我们通常讲的“天灾人祸”是指自然、人为、科技造成的灾害，但仍然很难囊括。我国政府将此都归纳为“突发公共事件”。这些事件是迅速突然发生的，是影响着公共范畴的，是危及人群的生命安全和身体健康，以及财产、生态环境、社会安定受到影响的紧急事件。经过两年大量艰苦细致的工作，2006年国务院颁布了《国家突发公共事件总体应急预案》。根据突发公共事件的发生过程、性质和机制，将我国突发事件分为四类。

金：我很想知道这么多的灾难，能划分成哪四大类？

宗浩：四大类即分别指：自然灾害，如地震、洪水、台风等；事故灾难，如矿难、井喷、车祸等；公共卫生事件，如重大传染病疫情、群体性不明原因疾病、新发传染性疾病等；社会安全事件，如恐怖活动中使用化学毒剂、生物试剂、放射性物质、爆炸、投毒等。

这样的分类，使我们在对各种各样，形形色色的灾害，有一个清晰的条目。在此总体应急预案基础上，又形成了相关的多类专项预案、部门应急预案、地方应急预案和企业事业单位应急预案等。

你如果有兴趣，待你出差回到出版社，可以问问你们的社长，出版社有没有自己的应急预案。我可以肯定地告诉你，有！如果没有，你就要向你们单位的领导提出建立应急预案的建议，因为这关系到单位安全，是职工安全的重要保障。

金：我回去一定会问，而且一定要了解。

宗浩：2007 年在国家总体应急预案等基础上，2007 年 8 月 30 日，第十届全国人民代表大会常务委员会第二十九次会议通过了《中华人民共和国突发事件应对法》。该法自 2007 年 11 月 1 日起施行。这是一个多么大的进步！一个国家，一个政府，在短短的几年中作了那么重要的一件大事，最终形成了法律。这是对公民生命安全、身体健康的充分尊重和爱护！

金：李医生，您的谈话真是饱含激情呀！

宗浩：你别忘了，中国是世界上遭受自然灾害最为严重的国家之一，除了火山爆发外，几乎所有的自然灾害都有发生。你还别忘了，目前我国又处在经济高速发展时期，城市化进程迅速，多种事故灾害处在高发期。因此，除了从国家政府层面采取多种减灾防灾、安全生产、教育培训等一系列措施外，我们每个公民一定要具备相应的科技知识和心理素质的准备。“居安思危”和“有备无患”（有备未必无患，但无备必有大患）是对待灾害的正确态度。

金：您说得真好！就拿 2008 年“5·12”汶川大地震来说吧，我们的抗震救灾工作比较有序，尤其在电视上看到温家宝总理在地震后不到 2 小时就飞往四川，总理在现场亲自指挥。胡锦涛总书记也深入灾区慰问受灾群众，指导救灾，而且特别令我感动的，自此后，重大灾难发生后，共和国的五星红旗低垂，为遇难同胞致哀！

宗浩：是呀，这是社会的进步，对公民生命关爱的体现。灾难发生后，温总理立即奔赴现场，今年（2013 年）“4·20”芦山地震，李克强总理迅速到达重庆灾区指导抢救，既体现了国家领导人对人民群众生命的关爱之心，同时也是按照突发事件应对法在“依法办事”，对国家发生突发灾情时，国家领导人应按灾难的严重情况立即到达现场。可以说，从另一个侧面也反映了我国法制在不断健全，服务型政府形象的日益完善。

28 人类面临的各种灾难突发事件：地震、洪涝、台风、热浪……

宗浩：现在我们来比较系统地说个十分重要敏感的话题，人类面临的各种灾难、突发事件。

金：频频发生的地震，对我们来说确实是一场场灾难。到底什么叫“灾难”呢？

宗浩：“灾难”（或称灾害），很难下一个确切的定义。我从专业角度看用“灾害”更妥，但现实中叫“灾难”比较普遍。但人们对此有一个业已成形的概念，民间用的“天灾人祸”这四个字我认为是言简意赅，比较形象地概括了灾难事故的原因及内涵。

人类文明越是发达，灾难事故的种类、性质也愈是繁多复杂。灾难的发生，无非是来源于自然及社会（人为的、技术的等）两大方面。“天灾”，即谓自然灾害，诸如地震及多种多样的气象灾害，如高温、干旱、暴雨、狂风、雷击、冰雹、寒潮、冰雹、热浪等，加上因气象因素诱发的山洪、泥石流、火灾、塌方等其他灾害，可多达数十种。社会灾害，即是人为因素的灾难，谓“人祸”，诸如战争、社会动荡、凶杀暴力、恐怖活动；还有一类是因科学技术发展、文明程度增高而导致的，如交通事故、核泄漏、重大技术事故等也可归纳在此。

总之，人类在享受现代文明的同时，也时常被灾难的“阴霾”笼罩。

而且社会愈是进步，科技愈是发展，灾难给人类造成的危害以及救援工作愈是困难。比如地震，平房大院的房倒屋塌的救灾远比高楼大厦、电气煤气等蛛网管道下的抢救要容易得多！

所以，1987 年第四十四届联合国大会作出决议，从 1990 年 1 月 1 日起，将 20 世纪最后 10 年作为“国际减灾十年”。其宗旨是要通过国际上协调一致的行动，减轻由于自然灾害和其他自然因素所造成的生命、财产损失和社会、经济的停顿。

金：这么多不同的灾难，有没有一些共同的特点呢？

宗浩：尽管灾难事故的原因、种类纷杂繁多、千差万别，但其总体特点是突发性、破坏性、复杂性和抢救的“高难度”。所以，我国近年来把所有的灾难总称为“突发公共事件”。2007 年国家颁布了《中华人民共和国突发事件应对法》，主要是针对多种多样灾难发生后，我们如何及时有效地面对灾难采取有效的措施，以法律的形式来实施，当然对付灾难就会更有力！

灾难事故的突然发生、进展迅速往往使人措手不及，这是可以理解的。尽管因灾难的原因不同、涉及的范围不一，破坏程度的严重性悬殊，但都会给社会及不同的群体造成打击。城市中的强烈地震可使城市瘫痪，人民生命财产受到严重破坏；一架飞机的失事，使得机毁人亡。灾难事故的复杂性，因灾难的原因及发生环境等不同也有明显差异，但“复杂”则是共同的，因为灾难事故发生都是“出人意料”，尤其是人为因素，有时往往由诸多情况造成，或是一种原因引起多种灾难事件同时发生。

抢救上的“高难度”是基于上述特性的综合。任何一个救险部门、医疗机构对于突然发生的、破坏性强、事件复杂的“天灾人祸”要迅速作出反应，及时有效地采取救援行动、实施医疗步骤均有很高的难度。气象、气候的复杂，交通道路的艰险，进入险区的种种不利，救援人员自身的安危与防护……这些都是一般日常医疗急救难以比拟的。

金：灾难能够预防吗？

宗浩：当今人类不可能完全预防、杜绝灾害的发生，但是减轻灾害对人类的危害是可能的，而且也是必需的，我们应该持积极态度。所以，联合国提出了“国际减灾十年”。制定的计划中突出了3个方面的职能：紧急援助系统、预防与计划、灾害预防及其应急准备工作。

从医学救援的角度考虑，应该加强民众的社会急救意识，急救资源的合理分配和使用，即不要事事从“本位主义”立场出发，认为这些救护车、急救资源是属于“我的”，而应该参加当地统一的急救预案。紧急需要时，应该不分归属、部门、机构、人际等因素，而服从救援指挥机构的调配；对人员，则应进行自救互救的培训。

对社会民众进行自救互救的培训，增强民众急救意识，提高民众救援基本知识，推广急救技能等方法是一项十分重要的社会工作，也是精神文明的体现之一。医疗急救部门向民众普及急救知识，是一项责无旁贷的本职工作，是一项救死扶伤、助人为乐的光荣使命。普及工作愈有成效，一旦发生灾难事故，所受的损失就愈小。

金：您讲得很好，那么，一旦灾难发生后该怎么办呢？

宗浩：灾难或者说突发公共事件种类繁多、原因不一、轻重不同，但在救援上有共同的原则可以遵循，这样有利于抢救的顺利开展，有利于保护受灾群众的生命、财产安全。

灾难事故的救援原则是，将灾难对人群、人体的危害减小到最低限度。灾难事故的救援是“先脱险，再救人”。因为在不少情况下，人群或个人尚处在险区困境的危险之中，医疗救护力量无法实施救援，为此，还必须有相应的保障系统才能进行。

根据国内外的大量资料和研讨，灾难事故的救援保障除了专业部门进行规划、组织实施外，民众必须具备基本的知识，以便在灾难事故发生后有心理准备和应付能力，并能积极协助有关部门开展自救互救。

灾难事故的救援原则大致有 5 个方面：①灾难计划预案；②可靠灵敏的通讯设施和明确的指挥权；③必须事先对救灾人员进行培训和模拟演习；④严格进行医疗控制和指挥；⑤灾难急救的供应和装备。

灾难通讯是实施医疗救护工作中最早、最重要的一环，它可使有关部门及时、准确地获得灾难事故及受害情况的信息。

人们必须牢记我国统一的紧急呼救电话号码“110”，火警电话“119”，医疗急救电话“120”，北京还有“999”。当然，如本地还未建立“120”医疗急救电话时，可使用有关医疗单位的急救电话。

不少国家将医疗急救、匪警、火警等紧急呼救电话统一，如美国的“911”，日本的“119”，受理包括医疗在内的一切紧急呼救。

在重大灾难，尤其是严重的自然灾害发生时，平时急救系统设置的通讯线路和管道，可能被毁坏或不能使用，故在城市急救预案中要有替代的备用有线、无线通讯设施，以保证急救机构、医院、救灾指挥中心与现场、交通运输部门、公安、消防、军队、药械、血液等部门间的通讯畅通。

人员的培训，主要是尽量扩大对民众的救援知识和技能培训的范围。越是多的人群掌握了有关救援知识、技能，在紧急情况下，进行自救互救的范围就越广，受伤害程度就能得到最大限度地减轻。1995 年 4 月 19 日，美国俄克拉荷马市发生的政府大楼被炸事件以及 2001 年 9 月 11 日纽约发生的特大恐怖事件中，凡受过地震救援知识培训的人，懂得如何正确逃生、躲在相对安全的地方及运用有关知识，所以其受到的伤害明显地比未受过培训的人轻得多。

培训的总原则是提高人群的防灾减灾、脱险救援的安全文化意识，在此基础上进行自救互救的技能操作。在医学上，以心肺复苏、创伤急救的知识为主，普及意外伤害的救护和运输伤员的方法。这样，可以使危重的病人获得及时有效的急救，使创伤者得到初步救护，并在医学知识的指导下送至医疗机构，以及培养健康的心理状态应对灾难。

在人员培训期间，要根据当地具体情况组织模拟的灾难事故的演习。

我再来谈谈灾难急救运输。灾难事故现场动荡不安，有时甚至仍在险区之中。因此，无论是危重伤员经过紧急处理，还是一般伤员，都要及时离开现场，救灾人员、物资也应及时运送到现场，所以，急救运输是一个至关重要的问题。

根据灾难发生地区的地理位置、气候条件等，汽车、火车、飞机、直升机、船只等均可成为重要的交通运输工具。

灾难急救初始阶段，需要直升机、救护车等来运送伤员。当出现大批伤员时（如地震），需要火车来运输伤员。现代科技和运输的发展，“集装箱”式的大型汽车，可以运送较多的危重伤病员。

无论是采用何种类型的交通工具，都必须配备相应的医疗急救设备和医疗救护人员。因为这些运输工具是用来运载伤员，而不是运输货物的，他们在途中需要得到必要的医疗救护，甚至要开展抢救。

金：我很想知道灾难事故的急救装备，现在很多人对此缺乏了解，但我们知道这是十分重要的。

宗浩：近年来，对灾难所致的大批伤病员的救护工作的重点已转向灾害事故现场，所以急救运输引起普遍重视。大量的经验和教训表明，不少危重病人如果在灾难事故发生后的数小时至24小时内，得不到及时有效的救护，其死亡率、后遗症发生率都很高，故称灾难事故后的24小时内为抢救的“黄金24小时”。

根据美国马里兰州急救系统的经验，将灾难分为3个阶段。第一阶段是灾难发生后6小时以内（我们中国的专家将它扩展到24小时内）；第二阶段为灾难发生后6～48小时；第三阶段为灾难发生后48小时以上。医疗急救工作主要在第一阶段，少量工作延续到第二阶段完成（我们将它扩展到72小时）。

器材主要用于第一阶段，即6小时内，要备有检伤分类用的伤情标志（即通称的“伤票”），各种保持呼吸道通畅及做人工呼吸的器械，以及外伤急救止血，肢体固定的止血带、敷料、夹板等，尤其要准备充足的脊柱板、抽气垫，它们主要用于固定人体，将发生或怀疑脊柱骨折的伤员安置在这类“硬”物上，可以固定躯体，避免转运中颠簸而造成脊髓损伤，引起截瘫而造成终身残疾。类似脊柱板的替代物，如各类木板、门板、长凳等均可使用。

在自然灾害如地震现场，因为房倒屋塌，搜寻挖掘伤员十分困难，又因伤员被压埋时的情况明显不同，有的受到严重的挤压，甚至身体重要部位受到损伤，有的处在通风较好位置，又有水源，身体未受到严重挤压，因此救出后情况明显不同。但一般以72小时为“黄金时间”，这样有利于我们积极抢救。无论是24小时，72小时，或是更长的时间作为“黄金时间”，这是人为的制定，总之抢救进行越早越好！

29 “7·28”唐山地震与“5·12”汶川地震

宗浩：我们现在就来谈一个大而沉重的话题，可以说是在和平时期当今世界上最大的一种灾害——地震。1976年我在北京急救站当医生。1976年7月28日凌晨我国唐山发生了7.8级大地震。当天我任总值班。不久，和我一起工作的同事，除了北京急救站的年轻医生外，还有几家医院的医务人员，我们奉命组成了抢救小组，主要负责对地震伤员进行检伤分类。检伤分类是在急救医学中，当发生重大灾情出现群体伤害时早期的一项十分重要的工作，需要由经验丰富的医生作出轻重缓急的鉴别，然后由其他医生和护士立即遵照医嘱尽快落实，把伤员分送到全国各地。而对于少数危在旦夕的伤员，我们可以决定留下，进行就地抢救，送到就近医院收住入院。同时，担负着及时、准确地把伤员的人数情况等报告给上级——

“最高指挥部”。

这次，2008年5月12日14点28分，在四川汶川发生了8级强烈大地震，由于在崇山峻岭之中，人群虽不像唐山那样集中，抢救却更为困难，但地震所造成的伤害有共同的特点。地震的伤员有很多是全身多处复合受伤。也就是说，既有头颅损伤，又有脊柱骨盆骨折，还常伴有内脏破裂。我现在就以唐山集中大批伤员的急救为例，当时我们这个抢救组里，有不少医生没有见过濒死的危重伤员，这时候，我这个“老急救”往往是站到受伤最重的人身边，用最快的速度为其诊断救治，是否留京，也往往由我决定。我的“权利”很大。其实，那时有不少危重伤员我过去也未见到过。使我终生难忘的疾病，那就是气性坏疽、破伤风；给我留下终身最痛苦记忆的则是截瘫伤员。所以这次汶川大地震发生后，我也十分重视这个问题。

那时，从唐山发出的列车上的伤员，多是受伤已三四天之后了，由于时值炎热夏季，卫生条件又差，许多开放性伤的伤员几乎都有严重的细菌感染。

气性坏疽及破伤风是厌氧细菌所造成的严重感染。这类疾病在正常情况下极少发生，尤其在卫生状况和医疗条件明显改善的今天。所以，我过去只是在书本中读到，没有见过典型的气性坏疽病人。破伤风也是在书刊中见到的。

在唐山却大大不同。地震造成的外伤，引起的严重的厌氧细菌感染，不仅发生率极高，而且经过几天的潜伏期，正好在我们眼皮子底下“发病”了。

气性坏疽是由于多种气性坏疽杆菌（如产气荚膜芽胞杆菌、镶边小梭菌以及水肿杆菌、败血杆菌等）造成，平时这些杆菌潜伏在泥土和人、畜的粪便中，都穿着一件厚实坚强的盔甲“孢子”，所以对外界的抵抗力极强。现在，地震造成人群的“开放性损伤”，而这些伤口又都很脏，受到土壤等污染，细菌乘机大举侵犯人体。

本来，气性坏疽致病菌进入人体后，真正能使人发病的并不很多，但在人体由于饥饿、缺水、紧张、劳累等一系列诱因，在机体的抵抗力明显下降的情况下，又由于其深层肌肉损毁、大块组织坏死、血液供应不良，地震时组织受损而支离破碎、伤口死腔多、引流不畅，以及有需要氧气的化脓性细菌存在于伤口，凡此种种，给这些厌氧细菌的生存、繁殖创造了“得天独厚”的条件。它们在地震损伤的机体里兴风作浪，发病率就很高了。这类细菌多能产生各种酶和毒素，有极强的分解糖类和蛋白质的能力和致病作用。

当我们见到这类伤员时，正是他们症状最明显之时，主要是肌肉组织丰满的地方（如大腿，其次是臀部）伤口肿胀疼痛，周围皮肤高度水肿，绷得发亮，随后变为紫铜色。伤员体温急剧升高，常达 40 ℃，烦躁不安，尤其是伤口处发出一阵阵令人恶心得难以忍受以至眩晕的“恶臭”味。现在事隔多年，我回忆起来，都能准确地感到这种“恶臭”。

当我们在车厢里检查伤员，闻到那恶臭味，见到那气性坏疽伤员，马上就要把他留下，并尽快地送到就近医院进行手术治疗（注意隔离!）。对此类伤员要及时地进行彻底广泛切除坏死组织，冲洗伤口，切口敞开不缝合，浸透氧化剂纱布引流，并辅以抗生素，效果是较好的。否则，识别不清，处理迟缓，死亡率很高。我在这里费了很多笔墨来描述它，实在是“为了明天”（因我在“唐山抗震救灾20周年救援医学报告会”上曾提出“救援医学”及“为了明天的纪念”等思路被与会者所接受）。地震，此起彼伏，我国目前亦处于地震活跃期，了解相关知识确有必要。

发生破伤风的伤员似乎更多了。它也是受一种厌氧细菌的感染，也是有一层盔甲“孢子”保护着它，能使它像孙悟空对太上老君的炼丹炉那样，遇高温、高热、炙烤，而不动声色。

大自然中破伤风梭菌实在太多了。在尘埃中，在 30 厘米深的土里，在食草动物马、牛、羊甚至人的粪便内都有它的存在。但破伤风梭菌及其毒素，都不能通过正常无破损的皮肤侵犯人体，它们只能徘徊，只能伺机。“机”就是在人体既有破伤风细菌，又有伤口，即污秽的伤口，或有泥土、碎屑的伤口。凡伤口污秽深窄的曲折死腔，正是破伤风梭菌大有作为的场所。地震伤害的伤口，正为它提供了最佳的“基地”。

破伤风进入人体后，有数天至2周的潜伏期。潜伏期愈短，或受伤处离脑部愈近，病情则愈严重。抽风是伤员的主要症状和表现。

那时，我们见到了很多的破伤风伤员。因为唐山地震的环境和条件很差，特别又处于炎热季节，所以破伤风的发病潜伏期多数较短。当列车即将开进小站时，广播喇叭响起了预报的声音，我们抢救组的人马上从屋子里匆匆走出，劳累与困乏顿时消除，个个精神抖擞地背上急救包奔到各个车厢。因为首先注意的是危在旦夕和急需处理的伤员，自然，破伤风是一个“大户”。

破伤风在光亮、声响等刺激下，很容易诱发抽风，严重的伤员全身肌肉抽动，面部肌肉的抽搐形成特有的“苦笑面容”。带着这种“苦笑面容”的张张面孔，到现在还能清晰地在我脑海中重现。当时最让我们着急的是，由于唐山地震现场条件艰苦，药物缺乏，所以严重的抽搐伤员就在我们面前表现出突然的呼吸困难、呼吸停止。我们立即使伤员保持呼吸道通畅，抢救工作，真像是一次匆匆上阵的激烈战斗。当我们把剧烈抽搐时呼吸几乎要停止的伤员病情控制到平稳时，心中感到无限的欣慰。

少数病人由于抽搐太频繁，而且抽动幅度很大，时有呼吸停止的可能。考虑到运输路途遥远，长途颠簸，声响光线等种种刺激诱发抽搐实在太容易了，我们临时留下了不少严重的破伤风伤员，然后，用救护车转运到附近医院。

金：我听说您对地震时造成的大批截瘫伤员十分动情，这次无论在中央电视台的直播节目还是在搜狐网、新华网、人民网以及报纸上的文章，都说到在现场抢救中一定要注意千方百计地保护伤员，避免发生截瘫。

宗浩：是的！如果说，灾害发生后，死的死了，我们已无回天之力，已经过去了；伤的伤了，我们尽力挽救，他们大多总有痊愈的希望。但是最令人心碎的，是那些发生了截瘫的伤员。因为在唐山地震抢救中，我不是具体对某一人进行抢救，而是负责检伤分类，负责处理最垂危的伤员，所以面对大批集中的伤员，我的视野很宽、很广，所以，见得多。每每想到这些，我的眼前就浮起了那时的情景，心情难以平复。

当我们来到闷热的车厢边，见到的不是垂危濒死的伤员，不是血淋淋的面孔，不是正在抽风、牙关紧闭的呼吸困难者，也不是发出恶臭、高热疼痛难忍的伤员，而是表情平静、说话自如的人。他们身上既看不到累累伤痕，也听不到任何痛苦抱怨，有的妇女问我们将他们送往何处，有的人则要求喝几口水，天太热，渴得实在受不了。

这是些什么病人呢？他们是一批截瘫的伤员。他们的身体已经不能接受大脑的指挥管理了，已经是“貌合神离”，思想与行动“分家”了。他们的下肢已经失去了生命的活力，已经离开了他们那年轻的头脑、敏捷的思维，已经远离这丰富的人生思潮和奔腾不息的生命长河了！

因为地震后，房屋倒塌最容易造成人体多发性的损伤，尤其以脊柱损伤十分常见。脊椎骨折多因直接重力打击（如房倒屋塌以及火器伤，交通事故时的直接撞击等）；或由高处跳下，足、臀部着地；重物暴力冲击头部、肩部或背部，致使脊柱突然过度前屈，易发生骨折、脱位。

脊椎发生骨折、脱位，可压迫或破坏脊髓。严重的脊髓损害可以当即致命。但在不少情况下，脊柱骨折、脱位而损伤脊髓并不严重，在现场搬动转运时又十分小心，经过治疗休息是有可能恢复的。如搬运方法不当，又使用柔软颠簸的搬运工具，则势必使脊髓受伤或伤情进一步加重，以致损伤不可挽回。

我们遇到唐山地震时数以千计的截瘫伤员，有相当一部分就因为缺乏急救知识，而在搬动、转运中造成了终身的悲剧。

面对这些中青年截瘫伤员，看到他们那坚强忍耐的面容，神志非常清楚，但半截身子却不能动了。在车厢外，在去往我们抢救组的临时驻地路上，我不禁潸然泪下。

当时，我暗暗地下决心，今后只要我处理此类伤员，一定要竭尽所能绝不让这样的悲剧发生；同时，在我力所能及的范围内，我将在学术研究和科学普及上对此做出最大努力。1983 年当我在巴黎看到“抽气负压垫”能很好地固定肢体，回国后我大力推荐，现在，我国已使用得比较普遍了。1983 年我在德国作空中急救时，进一步体会到这种负压气垫在直升机上对此类伤员转运的优良效果，我在国内作学术报告和宣传时也不时提及。1989 年 3 月，在我参加抢救并越洋转运日本圣心女子大学的教授及学生时，因为具备这些经验，使山口修团长和女大学生们安然无恙，无一例发生截瘫。每每想到这些，工作上的艰辛烦恼就像一阵风似地吹去，只是感到做一个急救医生的幸福与欣慰。而这次，汶川地震发生后，中国国家地震灾害救援医疗队在当天下午 6 时已整装出发。这支“国家队”（赴国外即称为中国国际救援队）的队长侯世科和他的 20 多名队员均为武警总医院训练有素的医务人员，他们参加过十几次国内外的大型抢救。我握着他的手说：“我们是国家队，将是第一时间到达现场的医学救援队，担负着挽救生命，减少伤残的重任，我们是现场急救，不是医院，所以检伤分类、安全转运都是主要任务，还要对其他队起到指导作用，而不是对抢救下来的伤员进行全过程的治疗”。侯队长频频点头。他们的确发挥了重要作用，不负全国人民的重托。

金：您认为这次汶川大地震的急救比起唐山大地震有什么不同，或者说有什么进步呢？

宗浩：从地震对人体伤害而言，没有什么太大的不同，但从救援的“进步”而言，确有了较大的进步。

首先，从政府发布信息的及时和透明，从国家最高领导人迅速赶赴灾难现场指导抢救，那是大进步，可说是“今非昔比”。当年唐山抗震救灾中，因我在指挥部工作，又负责检伤分类，同时又在现场作一些抢救工作，所以了解状况较全面、较多，但那时处处存在着“保密”，使我们很难进一步了解更多的情况，也就难以进行科学的总结和理论的提升。我一直认为，天灾人祸尤其是自然灾害哪个国家没有？没有什么可以保密的。从灾难的救援中，互相沟通，进行研讨，可以提升抢救能力。这一次，国家的开放，不仅没有坏处而是益处颇多。尤其令我感动的是，5 月 19 ~ 21 日为全国哀悼日。5 月 19 日 14 时 28 分，全国各地上至中央领导下至黎民百姓，在国旗半垂、汽笛长鸣声中，为四川汶川大地震中遇难同胞默哀 3 分钟，共和国的国旗第一次为普通公民遇难者降半旗，共同哀悼 3 天，全国停止一切公共娱乐活动。这在唐山地震时是难以想象的。此次地震，我国政府和人民上下团结，对灾难同胞开展一系列爱心活动的感人场面，折射出中华民族在大地震时所呈现出的艰苦卓绝英勇奋战、关爱生命抢救伤员的光芒，而这种光芒必然能驱散灾难的阴霾。

金：您不仅是急救专家，而且是位演说家、鼓动家，讲得太好了，我完全同意您的评述。

宗浩：我只是有感而发。我们在关爱生命上做了大量工作，抢救理论、科技知识有了很大进步，但是，我也发现在抢救中，我们还没有充分吸取唐山大地震的一些经验和教训。确切地说，现场抢救，医务人员缺少保护自己的意识，缺少救援脱险的技能；抢险人员缺少医学急救知识和技能，所以在“关爱生命”、“科学救援”上仍然存在不少问题。那天，我和“国家队”的副总队长、首席医疗官、武警总医院院长郑静晨教授谈到了这个问题，他很有同感。他说，应大力强化“科学救援，关爱生命”，只有用科学救援指导抢救、用科学救援的方法和技能来运作，才能达到关爱生命这一目的。君不见，当我看到个别画面上，“生拉硬拽”伤员；四个人一人各拉着被子一个角，上面躺着的伤员上下颠簸，这些都会加重脊柱损伤，很容易造成截瘫的。所以说，普及救援知识与技能，任重道远！

30 2013年“4·20”芦山地震

金：今年4月20日中午，我在中央电视台国际频道看到了您的直播，您讲得很好。后来听说您还对芦山地震的重灾区作了医学救援科学评估。对此您能否作出介绍。

宗浩：因为今年是汶川地震五周年，也是将“5·12”定为中国防灾减灾的五周年，所以，我负责举办的第十一届中国国际现代救援医学论坛在四川德阳召开。那里的汉旺镇，“东汽”重灾区给我印象很深。为筹备这个论坛，4月17～19日整整3天我都在成都、德阳、绵竹、汉旺作调研。19日晚上刚回到北京，20日早晨8时许，央视的同志问我在北京吗？告诉我四川雅安发生了地震。

雅安地震后来称为芦山地震，因为芦山县居于雅安地区，该县灾情重，以龙门乡为最。此外，宝兴县灾情也很重，尤其它的交通状况是只有一条沿江的公路与外界相通，所以灾后一段时间内，道路被地震破坏，且沿途的崇山峻岭不时有巨石从山上滚下，后来我从那里经过，看到滚滚的江水，不时从山上飞下的石块，真有一种“惊涛拍岸，乱石穿岩”的感觉。宝兴县一度成为“孤岛”。

4月20日上午8时02分在四川省芦山县发生里氏7.0地震，震中是龙门乡，震源深度13公里。医学救援指挥部设在芦山县人民医院，县医院所在地芦阳镇距震中17公里，该区域地震烈度8度。因强震导致芦山县停水、停电、通信中断。

当然，当时我在中央电视台与主持人直播这个节目了解的情况也不多，尤其深入细致的情况知之甚少。但是，我们国家对重大突发事件的迅速及时，公开透明的报道，我是深有体会和十分欣慰的，这表明了政府信息的公开，对人的关怀。我们在直播时，不断地与前方（灾区）的记者及有关人员联系。

我想，我可以把“4·20”前后的情况作个介绍，也许更有助于您对地震灾害及救援的了解。

金：这太好了。我们一听到发生地震总有一种恐惧感，而地震过了后，又有麻痹思想，不重视防灾减灾。

宗浩：我国是世界上地震灾害频发且十分严重的国家之一，我是通过唐山大地震的救援，可以说是血与火的考验，生与死的见证，十分重视这项工作，尤其是救援，因为这是我的责任，是真正“为人民服务”的具体体现。我不是“忽悠”，不是唱高调，更不为以此作为时下一生学术不端的进取功名的“敲门砖”。地震瞬间造成的灾害，既可以是瞬间使鲜活的生命丧失，也可以因这个“瞬间”或“短过程”造成以及因为我没抢救、运输等不当造成受伤者的终生残疾，“截瘫”是最严重最具代表性的后遗症。你可以设想一下，一个截瘫的人，是多么的不幸。据不完全统计，唐山地震造成了3817例截瘫。不能仅看这个数字，要看这个数字涉及的数千个家庭，和亲朋好友给截瘫者带来终生的不幸，给家庭带来沉重的负担，给社会增添了压力。我们家有一位好朋友，你也知道，她叫张胜兰，她是唐山地震时造成的截瘫，她本身是位护士，不幸回唐山结婚时受到伤害，每每见到她，我和我夫人心中都在想，作为终生从事医学救援的我们，应该做得更多更好。汶川地震，我们的救援比唐山救援有了很大的进步。所以，在今年汶川地震五周年时，我的救援医学论坛不在北京开，也不在成都开，而在当年重灾区的绵竹、绵阳附近的德阳开。

金：我听说您每次去那里，总会到“东汽”那个重灾区，那个2点28分大钟下逗留片刻。

宗浩：是的，我是去“受教育”，是去“接地气”。4月18日，我在德阳，然后到当年重灾区的绵阳、“东汽”，现在东汽职工医院是重建在德阳，院长是陈兴华，他当年也是医院院长，每次去，他总是陪我，我也总有不尽的关于当年的救援和今后救援的话题。

我是先看了介绍“浴火重生”的纪录片，然后一起采访遭受毁灭性打击的汉阳镇即“东汽”旧址。汉旺镇那座仍然屹立的钟塔，似花岗岩的纪念碑，“2：28”的数字镌刻在这沉重的历史星空中，任岁月流逝，风尘泥埋。它既不走动分秒，也不隐退半步，像是告诫人们“前事不忘，后事之师”。旧址十分冷清，甚至有点凄凉，三五参观者踏着沉重的脚步，对着小镇昔日街道的残垣断壁上还遗留的各种广告和褪色的服饰招牌……似乎诉说着当年这里的热闹与生机，而迎头的白色幛幔和墙上的悼念词句，夹着一阵冷风吹来，顿使我的心头升起凄凉。多少生灵，顷刻间在此沉落地下……。幸而车子很快将我们带出驶向整修得平坦光滑的公路，眼前满目青翠，一座座村庄扑面而来，啊，只有5年，浴火重生。

金：李教授，您真是性情中人呀！

宗浩：真正的医生，尤其像我从事急救医学的人，既要有科学知识与技能，不断学习和进取，严谨，绝对来不得半点虚假，因为你面对的人，是生命垂危、濒死的人，你的科学态度、医学水平与医术，你的团队，决定生与死，但同时，你一定要有血有肉，对人充满感情，科学和人道是不矛盾的，是统一的，真正的医生是最具人道精神和科学精神的。

金：您的话也在教育我。做事可要认真，待人要诚挚。

宗浩：我来说说这次芦山地震的抢救吧。这次抢救可以说是行动迅速、科学有序。芦山县人民医院立即启动应急预案。在不到10分钟的时间内，医院外的空旷处成立了医学救援现场指挥中心，抢救工作有序开展；15分钟内安全协调、卫生防疫及宣传组开展相应工作。

金：真是井井有条呀！

宗浩：是的，这是经历汶川、玉树等地地震救援的经验、教训与总结、提升使我们不断在提高。四川省卫生厅厅长沈骥教授是我的老朋友，他对我说："作为一生经历了汶川、芦山两次大地震的救援组织指挥、抢救实践的卫生厅厅长，我真是深受教育和锻炼呀，这样的人这样的经历也不多呀！"我告诉他，好好总结、提炼，用科学著书立说吧！"

金：这次地震震级比汶川低，受伤害人数也较少，相对讲，是不是救援的难度上比汶川要低一些？

宗浩：是有一定的可比性。但总的来讲，科学的进步是明显的。此次地震，反应十分迅速，而且各就各位。不仅雅安地区如此，省卫生厅也如此，10 分钟省指挥部即成立。灾后 24 小时，所有重伤员救治及时、危重病人转运基本完成。芦山地震虽造成 196 人死亡，21 人失踪，但 13484 人在震后于 2 小时内均得到及时救治。重、危症伤员全部在雅安、成都等三级医院救治。

我在评估中与四川省卫生厅应急办张建新巡视员和雅安市芦山县人民医院曾院长等作了深入讨论，而且还到宝兴县和主管卫生的明登英副县长、县卫生局周局长在受灾严重的医院、乡镇，以及临时安置点、学校等进行了座谈。那位副县长是位藏族女同志，人很好，我们谈得很深入。从一些照片中，可以看到宝兴县受灾的严重和灾后的临时安置和卫生工作的有序。从前讲，战争教育了人民，人民赢得了战争。今天是不是可以这样讲，灾难教育了我们，我们战胜了灾难。

31 空中急救，我国医学救援的"软肋"

金：在灾害救援中，尤其像汶川大地震发生后，山体滑坡、泥石流挡道，道路被破坏，给伤员脱离险区后及时转送至医院进行全面救治、抢救装备物资的运输等都带来了很大的困难。如在日常生活中，遇到濒死危重急症或车祸等意外事故，因交通堵塞等不便，救护车行进缓慢都会延误抢救的时间，这种情况需要采用空中急救，但我们这次所看到的几乎全是运输直升机，好像没有见到医学救护的直升机。

宗浩：现代急救不应该只是平面的，地面仅仅是救护车，在海上、河流纵横的水乡要有救护艇，在空中要有直升救护机，乃至轻型喷气式救护飞机。这就是说要有一个立体的急救。当然，救护车是最基本、最主要的医疗救援的运输工具。但是，正像你讲的上述情况，救护车就“力不从心”了，需要有空中急救作为地面的重要补充。所以，在 1983 年，我为建立北京急救中心去欧洲考察时，心中就已设计了这个问题。

金：早就听说我国与前联邦德国空中救援总部有很好的关系，尤其是您对空中急救“情有独钟”，而且做了大量的工作，请您多给读者作些介绍，现在很多人对此既有兴趣又感到陌生。

宗浩：空中急救在前联邦德国于 20 世纪 70 年代初已经起步发展，它可直线快速飞行，避开路面堵塞，起飞降落方便，抢救伤员及时等优点为人们所认识。前联邦德国空中急救事业的创始人之一、前联邦德国空中救援总部（DRF）董事长斯泰戈尔先生和他的夫人，对此有一番特殊的经历和感情。

1969 年，他们有一个可爱的 9 岁男孩，不幸发生车祸受到严重创伤。由于当时前联邦德国没有统一的急救电话号码，地面急救网络虽已形成，但因路面交通阻塞，没有普遍的空中救护站，所以在受伤后 58 分钟救护车才迟迟到达。由于孩子伤势过重，还未送到医院就死于救护车上。

面对爱子的去世，悲痛欲绝的夫妇痛定思痛，感到前联邦德国在急救上有两个问题要尽快解决：一是前联邦德国应有统一的急救电话号码，一旦发生意外事故，呼叫方便，还要在高速公路上应设急救电话；二是应有更多的空中急救站，以弥补地面急救的不足，尤其在交通阻塞时，可以插翅高飞。

斯泰戈尔夫人讲，他们为此写了 600 多封信。终于有一天，邮政部长来电话说，你们将邮政部的大门敲开了，政府决定建立前联邦德国统一的急救电话。同时，他们在积极建立前联邦德国空中急救（DRF）。斯泰戈尔夫人说：“我们知道您为中国建立急救电话也写了很多信，并在到处奔波，听说也刚刚得到了解决。所以，您是我们的好朋友、好同事。”

1987 年秋天，我在前联邦德国十分繁忙劳累，不仅要与 DRF 领导人作各种讨论及进行不少访问，还有一个很重要的工作就是直接参加直升救护机的急救。这对我来讲太有意义，太有必要了。尽管我在国内外急救领域内是一个老医生，但对于空中急救，在此前我只有书本知识，纸上谈兵，而没有实践的机会，更谈不上经验。因为我有一个信条：参观与参加虽只是一字之差，但却具本质的不同。前者是在门外，或者说是旁观者；后者是在门内，或者说是实践者。参观者与参加者的感受是很不相同的，也许有很多共识，但其差异如同是池水与江河，绝不可同水而语。

我在前联邦德国不仅参加了直升救护机的现场急救工作，而且还参加了喷气式救护飞机（Jet Air Ambulance）上的急救工作，带领一个小组到地中海西班牙的伊比萨岛，去抢救一位 88 岁老妇的急性心肌梗死合并心室纤颤的垂危病人。

金：你们为什么不坐直升机而用救护飞机呢？

宗浩；直升机救护是中短距离的飞行，几十千米，最长也不过二三百千米的飞行。而我这次临危受命的抢救，直升机就“鞭长莫及”了。我与图宾根大学附属医院的一位麻醉师、一位护士总共 3 人，从斯图加特起飞，经过瑞士，飞越了灯火点点的法国马赛港，最后降落在地中海的西班牙伊比萨岛。那次抢救很成功，前联邦德国同行们很高兴。DRF 还为我专门举行了招待会，当地政府和社会名流对我十分友好，使我最受感动的是在远离祖国万里之遥的前联邦德国上空，在蓝天白云下，在富饶美丽的莱茵河支流内卡河畔阿尔卑斯山间升起了鲜艳的五星红旗。从那时起，我也下决心要将中国的空中急救搞起来。

当时前联邦德国总理和符腾巴登州政府对我在中国建立直升机救护机一事很支持，后来还授予了我荣誉称号，1988 年两国商谈合作事宜。中、德政府上层都很积极，并决定由我负责具体事宜，结果因为种种原因未能办成，真让我伤心，也使前联邦德国同行觉得十分惋惜。

金：在这次地震的抢救中，大家都感到空中急救的重要。北京还有人说，要把空中急救这个从未提出过的项目做起来，很多人还真不知道您讲的这个中国空中急救的“昨天的故事”，您也不必过于忧伤。可能有些人还不太理解吧。但这次汶川地震，大家都认识到空中救援的重要，自然阻力就会少得多了。我们都希望您和您的同事们有可能与德国方面联系，把这旧事重提、落实成真。

宗浩：最近有不少朋友与我谈此话题。对于一个大城市来讲，即使不是地震灾难，其他突发事件的医学救援也都需要空中急救。无论是什么人，出差旅游还是客居他方，哪怕在天涯海角，那里物质条件是何等的优越，但当他得病尤其是危重疾病或发生意外事故时，总希望能尽快地回到自己熟悉的故国热土及亲人周围，总不会把他乡认作故乡吧？所以，空中急救，不论是城市乡村对危重伤病者的争分夺秒抢救上，还是跨洲越洋伤病员的远距离医疗转运上，都是现代生活、文明社会必不可少的一项事业。我相信，我国自己的空中救援医学事业总有一天会建立和发展起来的。

这样的好事，对国家对人民有利的事如果未能办成，我也觉得对不起一位德国同事，尤其是一位德籍华人王寿椿博士为此花费了巨大心血，后来因癌症病逝。所以，1997 年我到德国美茵茨参加“世界急救灾难医学大会”，大会的执行主席是现在被誉为“21 世纪灭火器”的体外自动心脏除颤器（AED）的发明人，美茵茨大学麻醉学狄克教授，他是我的好朋友。他曾请我到德国参加大会，并作了“中国急救医学事业的发展”的大会演讲，往返机票及食宿等一切均由大会负担（一般参加国际学术会议费用都是自理的)，对我是十分友好的。我费了很长时间办好了一切手续，主管部门领导十分认真负责地审读我的演讲稿，所以当我通知德方决定出席会议时已过了预定时间，但对方仍热情地按照原来的条件邀请我，这使我大为感动。与此同时，我想到德国空中救援总部（DRF）的董事长及夫人、戈赖尔执行总裁等老朋友，我应该在会后去看看他们，我更想会后去看一位老朋友，德籍华人王寿椿博士（他在2年前已去世）的墓地。

1997年10月，我顺利地参加了会议并发表了演讲，当天中午，突然一位老朋友来访，那是DRF的总裁戈赖尔博士，早在1983年为筹建北京急救中心时我与他相识，此后他又到过中国，他是为我国建立空中急救最为热心的人。他正在该市开会，同时也要来看我，我们两人见面后感叹万分！多少年过去了，他现已不担任实职，而改任DRF顾问。下午他陪我参加欧洲空中急救专家委员会，会议又一致邀请我担任委员。次日，我坐火车到图宾根，在王夫人陪同下去了王寿椿的墓地，我种下了一棵小树。唉，故人已去，事业未成，我泪流满面。王夫人劝慰不已。随后，她陪我去了DRF总部，与斯泰戈尔董事长等老友相聚，他意味深长地说了句话："李医生，当年那么好的一个项目，赠送中国直升救护机未办成，真是可惜！"后来我在担任北京市政协委员的5年中，多次提出了这一议案，上级领导也非常重视，但总未落实。每每忆及，心中痛楚，自责不已，还是人微言轻呀！

2012年，斯泰戈尔基金会、DRF准备重启此事，并且与我在联系中，但愿能够"梦想成真"！

32 车祸猛于虎

金：谈完了地震空中急救，下面您给我讲什么呢？

宗浩：我们身边时时处处都有"急救"题目可谈。近30年来，人们特别注意意外伤害、灾害事故对生命健康的危害。

1976 年，国际上一些著名的医生，在前联邦德国美茵茨发起成立了“世界急救、灾害医学俱乐部”（Club），得到了意想不到的响应，很快更名为“世界急救、灾害医学协会”（World Association for Emergency and Disaster Medicine，WAEDM），每 2 年召开一次世界性会议。

这个协会和它的学术性越来越受到重视，因为急救医学、灾害医学与我们的生活工作关系太密切了，是现代社会发展、文明进程的需要。而近些年来，这个组织的名称在悄悄地发生着变化，“世界灾害、急救医学协会”，即 WAEDM 改变成 WADEM，这说明灾害医学愈来愈显得重要。

我们已就日常生活中的急救知识、技能作了较详尽的介绍，今天，就常见的意外伤害、灾害事故来展开谈话，如何？

金：好，重大灾害地震等已谈过了，现在谈谈身边的灾害吧，请您谈谈交通伤害事故，因为这个题目大家都很关切，而且天天都在发生。

宗浩：现在的大中城市真是车水马龙。陆路交通事故，已经成为全球各国共同关注的一个巨大的社会问题，它可以伤害任何人群和任何年龄的人，它的伤害远比空难、海难严重得多。

据世界卫生组织统计，全世界每年在公路上死于各种车辆事故者约有 70 万人。此外，约有 1500 万人受伤。这就是说，全球平均每 50 秒钟有 1 人死于道路交通事故，每 2 秒钟有 1 人受伤。

可见，“车祸猛于虎”已不再是危言耸听的形容词了，而是血淋淋的现实。据我国有关部门统计，20 世纪 90 年代我国每年发生道路交通事故 2 万多起，死亡 5 万多人，伤十几万人。这就是说，每天在车轮下丧生者多达 160 人，相当于每天有一架波音 707 飞机失事。专家们认为，车祸的发生在一些发展中国家日趋严重。

金：难怪世界卫生组织将 1993 年世界卫生日主题的口号定为“善待生命——预防意外伤害和暴力”，而交通事故的伤害是这类意外伤害的

“重点户”、“大户”。那么，车祸对人的主要危害是什么呢?

宗浩：车祸造成的伤害含有两个方面：一是在车内的人，如乘车人、驾驶员、车上服务人员；二是在车外的人，如路人。根据20世纪90年代北京市有关部门的统计资料表明，在陆路交通事故伤亡中，以17～35岁的青壮年为最多，36～59岁的人次之。这说明交通创伤事故，严重地威胁着社会中最有生气的人群。

车祸对人造成的具体伤害，是由事故即肇事原因和受害者当时的情况、体位及本身健康等诸多因素而决定。根据交通事故的一些特殊性，事故发生后现场能否及时报警、救护、正确地搬动运送等，这些非事故本身的“后续”因素，在某种情况下也构成伤害性质的因素之一。如交通创伤中发生脊柱骨折，正确运用搬动方法、运载工具等，可以避免脊髓损伤截瘫的发生。反之，则易致截瘫，从而造成伤员的终身致残。

由于引起伤害的因素很多，因此，我想从翻车和撞车、机动车撞人、紧急刹车3个方面分叙。

（1）翻车和撞车：汽车在高速行进中，尤其在山间公路翻下，或在高速公路上，汽车追尾相撞，或对面相撞，或汽车与火车相撞。此类情况造成的损伤多很严重。多见严重的多发伤、复合伤，有头、颈部伴胸腹部，或脊柱、骨盆损伤，或大出血，严重者当即死亡。

（2）机动车撞人：除可见上述损伤外，还常见损伤性窒息、多处肋骨骨折。老年人受伤较重，有时即使在相撞并不剧烈的情况下，也易致各种骨折，尤其是股骨骨折。

（3）紧急刹车：常见头部外伤出血、鼻部损伤、下颌骨骨折及脱位。严重时人可从挡风玻璃处被抛出车外，造成复合损伤，甚至致死。

金：发生车祸后如何及时、正确地进行急救呢？因为我知道，对交通事故的处理涉及法律等诸多方面的问题，弄得不好，麻烦不少。

宗浩：是的。因为交通事故必然存在着肇事的原因。也就是说，谁造成了这起事故，确实牵涉法律、善后等很多问题。所以，随着我国法律制度建设的逐步完善，我们在头脑中要有法律观念。当然，对危在旦夕的伤员，我们也应该发扬人道主义精神，及时报告交警部门、及时呼叫专业急救机构，及时急救，决不能因避嫌疑、怕麻烦而袖手旁观。

现场救援上，一般工程救险是先救出人，然后才能进行医学处理。当车辆发生燃烧时，尽快将受伤者从车内安全救出，使其不要继续受到烧伤，以及吸入有毒气体。这些处理，急救医务人员是难以完成的。随着我国高速公路的不断建成，车辆显著增加，各种装备的规范在与国际接轨，传统的救护方法已难以进行。发达国家的交通创伤现场救护，主要由消防部门的救险人员和急救人员进行。消防队里有配备齐全的各种工程救险车辆和器材，如大电动钳子用以解体汽车，从而把伤员救出；消防员手、臂的保护性装置和工具，可以顺利地敲碎汽车挡风玻璃。

医学处理是：道路交通创伤事故一旦发生，有相当一部分伤员的情况是严重的，如头颅损伤、脊柱损伤，现场处理的第一环节如有疏忽，容易引起截瘫等严重后果。所以美国、德国等发达国家的救护规定，见到此类伤员，都应立即给其带上“颈托”，以固定头颈部（图9），同时应用脊柱板，从车内将其平稳安全救出。这样，可以避免日后易发生的各种严重后遗症。

在现场，具体医学处理原则是：如呼吸、心跳已不规则或停搏，立即实施 CPR，以挽救生命；如有活动性出血，应予止血。对各种严重的复合伤，采取相应急救措施；对损伤性窒息病人可取半卧位，吸氧、止痛，头部出血予以清洁包扎。

在处理中要注意有无内脏破裂出血。在紧急处理后，要尽快地固定好伤员（用硬板、硬担架及抽气垫等），平稳地将其送往医院。

33 空难、海难及其种种意外

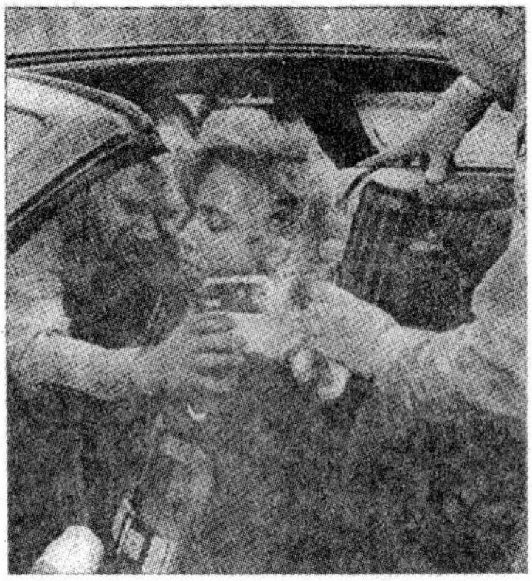

图9　在车内用颈托固定

金：每次坐飞机时，空中小姐对飞机一旦发生意外时如何采取紧急措施的介绍，总要作常规的讲解。刚听时，真有点吓人，但听多了，觉得未必会碰上这种倒霉事，又有点不在乎。

宗浩：飞机作为运输工具，参与由众多的交通工具组成的巨大的世界运输网，无论是中国还是其他国家的民航，应该说安全系数都是很大的。总体来讲，坐飞机应该说比坐汽车、火车安全得多，空难毕竟很少。但一旦发生空难事故，死亡率很高，再加上近些年来劫机事件时有发生，危言耸听的故事层出不穷，就容易让人产生一种坐飞机不安全的错觉。

金：我相信您讲的，但能否给读者一些确切的数据呢？

宗浩：从1964～1985年的21年间，世界民航定期航班发生的飞机失事共675起，平均每年25起，1972年最多为42起。这些事故中死亡总数1990人，平均每年死亡796人。平均每年10万次飞机着陆中，发生飞机失事仅0.29次。可见，乘飞机旅行的安全系数，比起乘其他交通工具要大得多。

我国民航早在1957年就制定了“保证安全第一，改善服务工作，争取飞行正常”的工作方针，安全在国际航空上享有盛誉。有人报道，如以同样路程计算，乘飞机要比坐汽车安全10～20倍。

当然，我们也不能不看到另一个侧面，由于飞机的飞行环境特殊，一旦发生事故，受伤者的伤势多较严重，加上抢救困难等特点，尤其近些年来事故有上升趋势，因此必须做好准备，以防“万一”。

金：从报道来看，一旦发生空难往往不是死就是重伤，它的伤害有些什么特点呢？

宗浩：根据大量资料，飞机在起飞、着陆阶段，发生在机场附近的飞行事故约占60%以上。中国民航卫生处专家指出，中国民航30多年间的等级飞行事故或失事，发生在起飞、着陆阶段的事故占65%以上。国际上通常把降落前的7分钟和起飞后的6分钟，称为“可怕的13分钟”。

一般在机场上发生的定期航班事故，其平均死亡率为50%，受伤率一般不超过25%。

伤员一般分4类。

Ⅰ类是危重伤：应立即抢救，用红色标签。主要伤害是严重头部伤、大出血、昏迷、各类休克、开放性骨折、严重挤压伤、内脏损伤、大面积烧伤（30%以上）、窒息性气胸及颈、上颌和面部伤，严重烟雾吸入（窒息）等。

Ⅱ类是中重伤：用黄色标签。主要伤害是非窒息胸腔损伤、长骨闭合性骨折、小面积烧伤（30%以下）、无昏迷或休克的头颅损伤和软组织伤等。

Ⅲ类是轻伤：用绿色标签。

Ⅳ类是致命伤：按有关规定程序对死者进行处理。

金：发生空难后怎样进行救援呢？

宗浩：空难救援涉及众多部门。在我国各地机场与当地市政、公安、卫生等部门，一般事先制定有关救援预案，有较明确规定的运作。因为此类救援，不是少数部门孤立行动所能处理的。按照预案要求事前经过演习，发生事故后原则上可按计划进行。参加救援的机构大致有机场当局、空中交通管制部门、消防队、公安和武警部队、医院、急救中心、当地卫生行政机构、航空公司、运输部门以及政府当局。其他如新闻、通讯等部门也参与相应工作。

医疗救援总原则是：

（1）先抢后救，抢中有救。要尽快将伤员脱离事故现场；尤其在飞机失火时，以免发生爆炸伤或毒烟侵袭。

（2）先救命后治伤，先重伤后轻伤。正如在空难分类（也是所有的分类）中指出的，Ⅰ类是最危重的伤员。对休克、窒息、大出血、重要脏器的严重损伤是伤员早期的主要死亡原因，对此尽早急救处理，并优先转运至医院，以获得进一步有效救治，可降低死亡率。

（3）先分类，再运送。一定要对伤员进行检伤分类，这样可保证主次、重轻分明，而不至混淆。

（4）医务人员要以救为主。医务人员主要职责是判明轻重，对危重者予以必要的救治措施。

金：这样的组织、预案和实施，会尽量把伤员的危害降到最低限度吗？

宗浩：防患于未然吧。但是，据统计，空难的发生率毕竟是很低的。

金：现在我们就由空中到海上，请您介绍一些关于海难的医学救援情况。

宗浩：我们在影视节目中，时常看到那豪华的巨轮在万顷波涛中航行，游客们在轮船上悠闲度假；我们也常看到那百舸争流的繁忙水路运输。但发生海难，毕竟离我们的生活太远，大家较为陌生。

金：这倒未必。1912 年英国豪华游轮泰坦尼克号碰撞冰山而沉没，再加上近年来美国泰坦尼克号电影大片的推出；1999 年我国山东黄海海面上的沉船事故，给人们心理上投下了海难恐怖的阴影。

宗浩：1912 年英国泰坦尼克号碰撞沉落，出事后 1 小时 50 分钟营救人员到达时，浸入 0 ℃水中的 1489 人无一生还。这一惨案引起全球航运界的震惊。此后，世界沿海各国十分重视海难事故的救护，组织相应的机构从事救援工作。如美国、英国、法国、加拿大等成立海岸警卫队，前苏联建立海上救助中心，日本有海上保安厅，我国有海上安全指挥部。

为加强国际海难救护组织间的协调，建立了国际海事协调组织（IMO），制定了国际海上搜寻救助公约，规定了各国海上搜寻组织的职责、搜救区域范围、现场救护的指挥协调工作程序等事项。

海上救援机构有较完善的通讯联络系统。20 世纪 80 年代初，美国、加拿大、法国和前苏联将两套海上卫星救生系统投入使用。1984 年建立了全球卫星救生系统，它具有全球范围、全天候的海上援救能力。该系统不间断地监听地球上的遇难信号，经计算机记录、处理，确定遇险船只的船名、失事时间、地点和险情，并将此信息发往所在海区附近的海上救援协调中心，再由地区救援中心就近派遣救护飞机和船只实施救援。

海上救援系统多与地面的城市、地区的急救中心（或急救网络系统）形成立体救援网络，使得船靠岸后，伤病员能获得进一步的救护并及时送至医院。

金：海上的救援十分困难吧？

宗浩：事故发生在海中，所以医疗救援前需要进行海上捞救。海难事故中十分严重而多见的是人员的落水。所以，对落水人员的搜索、打捞是处理海难事故、实施医疗救护最紧迫的第一步。

营救落水人员首先要搜寻。在较平静的海面、能见度良好的情况下，利用目力及望远镜能观察到约 3.7 千米（2 海里）的救生筏、1.85 千米（1 海里）以内的落水人员。但实际上这种良好的气象条件少见，因此，通常应根据具体情况制定搜寻方案。如根据风向、水流判断落水者的方向；组织船员用目力、观察器材实施瞭望；注意海面漂浮物和求救信号，用飞机搜寻，空投漂浮物引导船只接近落水者。

打捞落水人员，要有良好的组织指挥和灵活机动的舰船配合，当靠近落水人员时使用相应的捞救器材。常用捞救钩、捞救套、捞救网、救生篮球等。然后，对落水人员进行医学救援。

遇难者由于在水中受到寒冷的刺激和精神上的高度紧张等，救上船后应迅速检查，及时处理。呼吸、心脏骤停等危急情况需要立即进行 CPR 等急救，一般的医学救护则针对肢体过冷、肢体僵硬等。

人在水中散热很快，体温降低时间较长，体温降至 30 ℃以下时可出现意识丧失；降至 26 ℃以下时可导致死亡。

当落水者救至船上后，应立即安置在温度不低于 22 ℃～25 ℃的舱内，迅速采用“水浴快速复温”措施，脱去病人衣服，浸在 35 ℃～45 ℃的水中，应不断地测水温，不断地加入热水维持此温度。如无水浴条件，则可在较高温度的舱内，以躯干为主，裸体冲洗加温；也可全身裹以毛巾，每隔数分钟向全身倾倒 40 ℃的热水予以热敷。

在复温过程中，应连续测试肛温，以便随时了解复温情况，及时采取相应措施。采用上述水浴快速复温方法，一般多在 10～30 分钟后，病人体温可接近或恢复正常。待体温恢复正常 10 分钟后，病人神志清醒，可以停止复温措施。然后，擦干身体，盖上厚暖被褥，卧床休息，给予少量多次含糖及维生素的热饮料。

应该注意的是，水浴复温，要坚持用温热水或用温热水浸泡的毛巾等软织物擦身，禁止用电炉烤或用热水袋直接接触病人皮肤等方法。年迈、体弱、多病，尤其患有心脑血管疾病者用水浴复温时，应注意病人的情况，尤其是循环系统体征，以免发生心力衰竭、虚脱等，故其复温进程应该适当延长。

肢体僵硬、痉挛也常发生。对此类的救护原则也是复温，只不过是重点于局部复温。在温暖的舱内，用 40 ℃～50 ℃的温热水对局部肢体、关节热敷，并盖以厚暖被褥，给病人以高热量的热饮料。

在水中因受到长时间的海水浸泡或外伤等造成的伤口，按一般清创消毒处理。

因以往宿疾和寒冷引起的疾病，应对症予以处置。

金：近年来，我国一些地区发生严重的水灾，在抗洪救灾中所发生的意外事故，在医疗抢救上与此是否相同呢？

宗浩：抗洪救灾中，难免会发生落水淹溺等情况，当然不能称为海难或水难。但发生的危急意外急救处理原则与此相同，可以参考上述资料，根据地区的具体情况，在平时做好救护的预案和培训工作。

34 乘坐飞机时的一些不适情况

金：您讲了“车祸猛于虎”，又讲了灾难，使我们对陆路交通事故有了全面的了解。现在，旅游或出差，乘坐飞机也明显地增多了，以至国外把民航飞机称为“空中大巴”（空中公共汽车）。所以，我刚才在飞机上想，飞机失事的大灾难毕竟少见，而且抢救空难者是专业部门的事情，现在谈些常见、实用的知识吧。请您介绍乘坐飞机时，易发生的一些不适应情况的急救知识。

宗浩：介绍乘坐飞机时常见的一些不适应情况的知识确实很有必要。我想最多见的应该说是晕机，医学上称为晕机病吧。这是由于在飞行时，人体前庭器官受到各种过强加速度刺激或持续时间太长，超过了耐受阈限时，就会引起晕机病。这种耐受程度，因人而异，所以前庭功能过敏者易发生晕机。此外，视觉和本体感受器受到异常刺激的信息与储存的信息不一致时，就产生错误的或匹配不当的信息，如该信息持续而强烈，也会引起晕机病。

诱发晕机病的因素大致有以下几种：

患有心血管、消化系统疾病，或正患感冒，或脑外伤后，过度劳累、空腹、过饱、饮酒、神经紧张，尤其是初次乘飞机为甚。

机舱内环境欠佳，如温度过高、通风不良、不良气味、噪声、震动、颠簸等。

晕机病的主要表现为：唾液增多、出冷汗、面色潮红、全身不适、恶心呕吐、胃部不适等。

对晕机病的防治方法主要是：如既往有晕车、晕船史者应予注意，上飞机前1小时可服茶苯海明药片；在耳后皮肤上可贴含有0.5毫克的东莨菪碱药膜，于72小时内可防止恶心等症状。在乘飞机前一天，要休息好，勿过饱或不食，以消除精神紧张。

在飞行过程中，发生强烈颠簸时要系好安全带，头靠椅背，放松肌肉，闭目养神，保持情绪稳定。如出现晕机病等症状，可针刺或按压合谷、内关、足三里、风池等穴位。

金：飞机在起飞、降落时，容易使人感到不适，有人明显地出现耳痛耳鸣、头痛牙痛，十分难受，这是怎么回事呢？

宗浩：你讲的情况是一种气压性损伤。这是由于飞机在升降过程中，压力变化而引起的损伤，多发生在低空或中空，多见于非增压舱飞机，但在增压舱飞机中也能引起。常见的气压性损伤有航空性中耳炎、航空性鼻旁窦炎、航空性牙痛。

航空性中耳炎是由于飞机上升时，耳鼓膜外的大气压力减低，而留在中耳鼓室内的气体则膨胀形成正压，鼓膜向外凸起，此时有耳内发胀、听力减退等症状。如果咽鼓管通畅，鼓室内的气体可冲开另一端闭合的耳咽管管口，自己可听到声响，鼓室内外压力平衡而恢复正常。因此，在飞机起飞升高时，一般人不会发生气压性损伤，除非咽鼓管有严重阻塞时。但是，在飞机下降时，中耳腔内的压力不变，而外界气压在不断增大，形成内小外大的压差，于是鼓膜内陷，此时就会出现耳痛、耳鸣、听力减退等症状。因此要做吞咽、打哈欠等动作以使咽鼓管开放，空气进入，恢复鼓室内外压力平衡。如果咽鼓管通气不良或阻塞，气压在鼓膜上就造成气压性损伤。轻者有耳痛、耳鸣、听力下降等症状，鼓膜轻度充血；重者可致鼓膜穿孔、出血。当患有上呼吸道感染时，可能继发化脓性中耳炎而丧失听力。

所以患有严重中耳、鼻旁窦疾患时，影响咽鼓管通气功能，或患有咽鼓管及窦孔阻塞者不应乘坐飞机，治愈后方可乘机。同时，应学会咽鼓管通气法，如吞咽法、捏鼻鼓气法。如感到耳痛剧烈，应多次使用通气法、捏鼻鼓气法，效果较好。具体操作是：捏紧鼻孔，闭口用力向鼻咽腔鼓气，以增加鼻咽腔气体压力而冲开咽鼓管。必要时可使用滴鼻净、索米痛片。发生严重耳膜穿孔出血者，应下机医治。

航空性鼻旁窦炎，又称鼻旁窦气压损伤，它易发生在旅客鼻腔和鼻旁窦内有急性或慢性炎症时，在飞机下降时，有局部剧烈疼痛，并有眼胀、流泪、鼻涕带血等症状。

因此，患有严重鼻旁窦及鼻腔内疾患影响窦口通气功能者，不应乘机。一旦发生鼻旁窦气压性损伤者，应及时给予治疗，如用1%麻黄碱、止痛药、消炎药物。

金：牙痛与气压也有关系吗？

宗浩：在民航飞机上的旅客，航空性牙痛发病少于上述两种。旅客既往患有牙髓炎或深龋齿等牙病，多在6000～8000米高度大气压力降低时，残留在牙髓腔内的气泡膨胀，压迫血管，刺激神经。如系急性炎症可致牙齿尖刺痛，持续时间较长。在下降或着陆后疼痛即可消失。一旦发生此种情况，可给予止痛药，安慰病人，并给予心理治疗，也可用针灸方法治疗。

金：在高空飞行，毕竟机舱外空气中氧含量比正常时下降，对于体弱多病的人有些什么影响呢？

宗浩：患有轻度缺氧性疾病的患者乘机时，飞机上升到一定高度后可能发生急性空中缺氧。病人有头痛、头晕、视物模糊、呼吸困难、发绀、心慌、烦躁等症状。此时，应请机上服务人员给其吸氧。

还有一种是空中缺氧，一般缺氧高度发生在4000米以上，但体弱多病者在2000米左右即可产生缺氧症状。当高空密封增压座舱飞机在高空飞行时，如增压座舱突然失密，则舱内迅速减压，人体暴露在低压低氧环境而出现暴发性缺氧。此类情况罕见，但一旦发生，后果严重。应立即采取应急措施，密封舱内的吸气面罩会自动脱落，赶紧使用吸氧。

35 江河湖海的晕船

金：我们从陆地到空中，将发生的旅游意外及一些不适应情况已谈得不少了，现在干脆一鼓作气，从空中直下到江河湖海，请您来谈谈乘船时的一些不适应情况。

宗浩：好的，我们就来谈晕船。

晕船是一种十分常见的现象，尽管它远不如海上遇难那样惊心动魄，但却普遍地发生。少数旅游者症状十分严重，以致在较长的航行中健康受到影响。

晕船的发生，主要是由于船舶剧烈地摇摆产生的加速度作用于耳前庭器官的结果。一般认为上下颠簸比横摇引起的晕船严重。而两者同时存在时，最容易发生晕船。

诱发晕船的原因是多方面的，通常认为是机体内外环境平衡受到破坏，大脑皮质功能暂时失调，致使皮质中枢功能紊乱而致。这与前庭器官的功能状态有着密切的关系。内耳前庭器官包括椭圆囊、球囊及3个半规管，在人体各种运动和位置改变的情况下，起着维持人体平衡的作用，所以又称为平衡器官。可见，前庭器官在晕船的发生上起着重要的作用。前庭器官功能越好、越敏感的人，越容易发生晕船。反之，就不容易发生晕船。内耳有病的聋哑者或前庭神经遭到破坏者则不易发生晕船，前庭功能低下的老人和2岁以下的婴儿则较少发生晕船。

晕船还可以通过第二信号系统发生。如有人听到或看到别人呕吐、嗅到呕吐物气味，自己也会恶心或呕吐。视性刺激也易诱发晕船。

金：呕吐是否是晕船最主要的不适？

宗浩：可以这样说。晕船有轻有重。轻的主要表现为咽部不适，唾液分泌增加，吞咽动作频繁；上腹部有空腹感，似饥饿状；伴有轻度头痛、眩晕、面色苍白等。重的主要表现是剧烈的头痛、恶心、呕吐反复发作，甚至吐出胆汁或血液，面色苍白，四肢冷厥等，使得体内脱水、电解质平衡失调，身体虚弱，对原患有心血管疾病的人容易诱发此病的发作。

金：这种情况下应怎么处理呢？

宗浩：对重症晕船者可移至船中央舱室，平卧，嘱其捂耳休息或凝视远方，不要视近物或移动的物体，保持室内良好的通风，呼吸新鲜空气。

可以口服茶苯海明及其他镇静止吐药物。呕吐剧烈而致脱水者，有条件时给予静脉输入葡萄糖盐水，或给予多次适量的含糖盐的热饮料以补充水、电解质。针灸可针刺内关、百会、足三里、风池等穴位。

36 蛇咬、狗咬、昆虫蜇伤种种

金：无论是出门旅游在外，还是在日常生活中，时有发生被蛇咬伤、昆虫蜇刺至伤的情况，这方面的急救方法读者也是很想了解的，请您作些介绍。

宗浩：好，先来谈谈动物的咬伤。我想首先想到而且也最为紧张的是蛇咬伤，确切地讲是毒蛇咬伤。

在繁多的蛇类中，毒蛇只是一小部分。我国常见的毒蛇有眼镜蛇、金环蛇、银环蛇、竹叶青及蝮蛇。不同的毒蛇其毒液也不同，但不外乎是神经毒素及出血毒素。前者能使延髓麻痹，后者能破坏毛细血管，溶解红细胞。当人被毒蛇咬伤后，毒素迅速进入体内，引起全身中毒，严重者抢救不及时，可以置人于死地。

金：您讲毒蛇只是蛇类中一小部分，当人被咬伤后，怎么知道是被毒蛇还是无毒蛇咬了？

宗浩：无毒蛇咬伤人后，留下的牙痕比较细小，排成八字形的两排；被毒蛇咬伤后会留下两个大而深的牙痕。被蛇咬伤后，先判断咬人的是否为毒蛇。无毒蛇咬伤只需涂些红药水或碘酊即可，不必做特殊处理。若被毒蛇咬伤，或不能确定是否为毒蛇咬伤时，均应按毒蛇咬伤处理。

不同毒蛇咬伤可出现不同的症状。神经毒类蛇咬伤后，局部症状较轻微，全身症状一般在咬伤一两个小时后出现，表现为头晕、张口困难、吞咽困难、呼吸困难，甚至呼吸、心脏骤停。血循毒类蛇咬伤后，局部出现红肿热痛，并很快向肢体近心端扩展。重者全身出血，甚至出现休克、急性肾衰竭、心力衰竭等，早期治疗，死亡率低。混合类毒蛇咬伤后，可同时出现上述两类症状。

金：在现场怎样急救呢？

宗浩：毒蛇咬伤后，首先要防止毒液的扩散和吸收。在近心端速用胶管或布条结扎，松紧度要合适，既能阻断淋巴、静脉的回流，又能在结扎远端摸到动脉搏动。每隔半小时放松一次，每次 2 分钟。一般在口服蛇药 30 分钟或静脉注射抗蛇毒血清 10 分钟后再松开。有条件时用 2% 高锰酸钾溶液、过氧化氢溶液或清水、肥皂水、盐水等冲洗伤口。对神经毒类蛇伤、混合类蛇伤，用消毒过（如火烧）的小刀切开十字伤口，从近心端向伤口挤压，有利于蛇毒的排出。在野外可用口吸出，也可在局部敷蛇药或注射特效解毒药。血循毒类蛇伤不能切开伤口排毒，因不易止血。全身治疗可用抗蛇毒血清。急救处理后尽快把伤者送往医院。

为避免蛇咬伤，尽量避开在多草的地方行走，最好在裸露、多石的地面走。要穿长裤或高筒胶鞋。

金：狗咬伤也时有所闻，现在城市里也开始养起了宠物狗。我知道，一旦被患有狂犬病的狗咬伤，后果十分严重。

宗浩：被狗咬伤后，首先要确定咬人的是否为疯狗（狂犬）。如果是疯狗咬伤，或不能确定是否为疯狗，均应按疯狗咬伤处理。

被疯狗咬伤后，一般要经过八九天后才出现症状，有的慢至7个月或1年后才出现症状。伤口越深，越接近头部，发病越快。病人最初表现乏力、头痛、呕吐、食欲差、喉部具紧缩感，1～2天后出现狂躁、恐惧、吞咽困难及恐水症，数天后全身瘫痪、瞳孔散大等，死亡率较高。若被疯狗咬伤后，应及时注射狂犬疫苗，可预防狂犬病的发生。

如咬伤四肢，可在伤口上下方用橡皮管或布条结扎，用清水或肥皂水冲洗伤口，然后涂乙醇（酒精）或碘酊，也可用吸奶器或火罐吸出局部血液。伤口处理后，应立即把病人送往医院进行注射狂犬疫苗等治疗。

金：昆虫蜇刺伤在旅游生活中，也不乏少见，遇到这类情况应该怎么处理呢？

宗浩：常见的有蝎、蜈蚣、蜜蜂、黄蜂的蜇伤，我分别来作介绍。

蝎蜇伤：人被蝎蜇伤后，局部剧烈疼痛，有烧灼感、水肿，皮肤出现灰白色和坏死，重者发生肌肉痉挛、精神障碍、偏瘫或失明等。轻者用稀氨水即可使疼痛缓解；重者将伤口挑破，使毒血外流，还能用吸引器将毒血吸出，再用高锰酸钾溶液冲洗。出现惊厥者给予镇静药。

蜈蚣咬伤：小蜈蚣蜇人时，局部出现红肿疼痛，1小时后减轻。被大蜈蚣咬伤后，局部出现剧烈疼痛及组织坏死，出现头痛、发热恶心、呕吐等全身症状，要尽快用肥皂水、氨水或碳酸氢钠溶液冲洗伤口，到医院救治。

毒蜂蜇伤：一般来说，蜂蜇人是靠尾刺把毒液导入人体内的，但是蜜蜂蜇人后却把尾刺留在人的皮肤内。被毒蜂蜇伤后，局部皮肤出现红肿痛，甚至组织坏死；全身症状有恶心、呕吐、发热、胸痛、荨麻疹，重者呼吸困难、哮喘、肌肉抽搐，甚至出现脑水肿、肺水肿、过敏性休克、急性肾衰竭而死亡。蜇伤后，有蜇针留在皮肤内，应尽快将蜇针取出，局部用肥皂水、3%氨水或5%碳酸氢钠溶液冲洗伤口，重者及时送医院治疗。

37 炎热下的中暑、隆冬时的冻伤

金：我们今天谈话的范围很广，从陆地到天空至江河湖海，从动物咬伤到昆虫刺蜇。现在我想从酷暑到隆冬，来请您谈谈中暑和冻伤。这种时空全方位的介绍，读者可以在这几节中获得较全面的急救知识，对他们出门在外，遇到一些常见的意外伤害时的自救互救定有帮助。

宗浩：我们先把自己置身在“赤日炎炎似火烧”的三伏天气吧。在夏天，尤其是在户外活动如旅游于名山大川时，由于过热，加上劳累、环境变化等因素容易发生中暑。至于在日常生活、劳动中因为炎热天气而发生中暑者屡见不鲜。

中暑的原因应该说是明确而简单，是因为高热所致，但事实上发生中暑的诱因却很多。众所周知，人的体温是恒定的，为 37 ℃，上下不超过 0.5 ℃，这是因为人体内有一个体温调节中枢进行调节，使人体产生的热与散失的热处于动态平衡。除基础代谢产生热外，体力活动是机体产生热的重要方式，尤其在长途跋涉、剧烈劳动时，单位时间内产热量骤然提高。人是通过辐射、蒸发、对流及传导等方式与周围环境进行交换的，当外界温度低于体温时，辐射是主要的散热形式；其次是体内热量经传导作用到达体表，经对流作用散发。当外界温度与体温接近、相等甚至超过时，出汗即汗液蒸发就成为主要的散热方式。而汗液蒸发又受空气温度的影响，湿度愈大，蒸发愈困难。当相对湿度达到 100％时，蒸发散热就基本停止。所以，高温，尤其在高温和低风速的情况下，最容易发生中暑。

金：中暑有些什么症状呢？

宗浩：中暑发生前，多有先兆，即感到全身疲乏、四肢无力、头昏目眩、胸闷心慌、大量出汗、口渴。此时若能引起注意，采取相应措施，多能好转。

轻症中暑是在中暑先兆发生后的继续发展。病人面色潮红，胸闷心慌加剧，皮肤感热，头晕头痛，全身乏力加重，体温可以升高至38.5 ℃。如大量出汗后，不能及时补充水分和盐类，脉搏快速，并伴恶心呕吐，全身不适。

重症中暑是在轻症中暑基础上继续发展。上述症状加重，并出现昏睡、昏迷、痉挛。

中暑症状的轻重，随人对高热的耐受程度而不相同。年老体弱又伴有心血管或糖尿病疾病者，在炎热的天气，摄入水分、盐分不足，又在劳累、旅游情况下，易发中暑，且多为严重。

金：发生中暑怎样急救呢？

宗浩：中暑既是由高热引起，体内散热不畅，又丢失大量的水和盐，所以，降温和补充水、盐是急救的基本原则。

对于有中暑先兆症状及轻度中暑者（在实际生活中最为多见），应立即就近安静休息，在通风阴凉环境下多喝些含盐分的清凉饮料，如冰镇的淡盐水、绿豆汤，服一些防暑的中成药如人丹、十滴水及使用针灸等。一般经上述处理后多能较快好转痊愈。

中暑较重时除采取上述处理外，可在头部及腋下、腹股沟（大腿根部）大血管处放置冰袋，同时可用电扇吹风以加速散热，如能将病人置于带空调的房间，使室温降低又辅以上述物理降温则效果更好。

必要时，还可用乙醇或冷水擦洗全身，并用电吹风降温。有浴池设备时，也可将病人浸于4 ℃～10 ℃的冷水中，不断摩擦全身皮肤。

重症中暑，除采用上述方法降温外，同时应速请医生来救治。医生可采用静脉输液以补充水和盐，并使用药物降温。对出现呼吸循环衰竭的病人，应采取对症的急救措施。

炎热季节在外旅游时，应根据自己的身体健康状况及气温来安排活动，并应携带充足的饮料及防暑成药。

金：现在我们设想读者和您，一起走到冰天雪地的隆冬户外吧，请您来谈谈冻伤。

宗浩：在严冬环境下旅游或参与冬季体育运动如滑冰、滑雪、登山或沉船落水等情况下，由于外界温度过低，人体缺乏相应的防寒措施，加上潮湿、风袭、饥饿、疲劳等因素，就会发生冻伤。青壮年及身体健康的人耐寒能力较强，在寒冬的环境下坚持体育锻炼，可提高人体的耐寒能力。年老、体弱及营养不良者，对寒冷的耐受能力差，尤在人体静止不动时，体热产生少，对寒冷的环境耐受力更差。

金：全身冻伤和局部冻伤不一样吧？

宗浩：冻伤分全身冻伤及局部冻伤两类。

局部冻伤较多见，它是肢体局部组织损伤，通常分为 3 度。一度冻伤：表现为局部皮肤苍白，有麻木感，进而皮肤充血、水肿、有痒痛感。二度冻伤：表现皮肤红肿，且有大小不等的水疱，水疱破溃后流出草黄色浆液，自觉皮肤发红，疼痛较重。三度冻伤：是局部皮肤或肢体发生坏死，皮肤呈紫褐色，局部感觉完全消失。

全身冻伤见于在登山中被冻雪埋盖或沉船落水，人体往往被冻成僵硬状态，有时外表看来像是已经死亡，但尚能摸到微弱的脉，或虽无脉搏，尚有微弱心跳、呼吸。病人体温往往明显下降，甚至可降到 24 ℃，全身肌肉僵直，皮肤苍白水肿。

金：怎样处理冻伤呢？尤其发生全身冻伤时。

宗浩：轻度局部冻伤的处理是经常用温热的水擦洗，并做按摩，以增加局部的血液循环。按摩应由肢端远侧向近侧。洗毕，用毛巾擦干，涂些油类如冻伤膏，然后保暖轻裹。如果局部有水疱，不要弄破，待其自行消退；若水疱已破，应保持清洁，然后涂冻伤膏包好。严重的已达三度的局部冻伤，应由医生处理。

对于全身冻伤尤其是肢体已经冻僵，病人神志丧失者，在搬运病人时要注意动作轻巧柔和，因为身体处于僵硬甚至冻结状态，动作稍微过猛不当，容易造成肢体扭伤，组织断裂。此时，可将冻伤病人置于温暖的房间，盖上厚暖被子，同时在腋下、腹股沟处放置热水袋（注意不要太热而致烫伤）。病人神志清醒者，给其饮用热饮料如姜糖水、浓糖茶水等。

对严重的全身冻伤病人，采用快速复温是较好的方法，即将其置于温热水中，具体实施方法可参阅“海上救援”有关部分。

38 国际减灾十年铺设下的道路

金：李医生，根据计划，现在我们来谈谈关于国际减灾十年在社会上所产生的影响。

宗浩：这个问题太重要，但也太大了，我只能就有限的知识、经历作个交流吧。

1987 年第 44 届联合国大会通过决议，从 1990 年 1 月 1 日开始，将 20 世纪最后十年定为国际减灾十年，要求各国政府采取各种措施，以最大限度地减轻灾害对人类生命健康和经济财产的损失。

金：灾害常常是突发的而又无一定地区可言，那么在平时我们应该如何做好这方面的工作呢？

宗浩：我想只能就医学领域谈点意见。在国际减灾十年的活动中，特别强调了“预防文化”，现在国内多译为或称为“安全文化”。减灾是手段，安全是目标。我们要最大限度地减少传统采用的“人民战争”式的救灾方式，平时就要应用科学规律、科学知识和科学技能，去开展普及预防自己周围易发生的“天灾人祸”，进行安全教育，以及一旦发生后进行及时有效的救援。

我们应该倡导“社会大救援”的理念，因为灾害医学救援离不开众多部门、各部门专业人员的支持配合，现代医学救援是一项社会系统工程。

同时应该充分认识到，实施救援与平时在医院内的抢救有很大的不同，与在城市里的救护车系统（Ambulance Service）也有很多不同之处，所以应该与国际接轨，进行灾害医学救援的专业培训与民众普及，这在发达国家已有成功经验可作借鉴。

金：您认为灾害医学救援如何与国际接轨，哪些国家做得较好呢？

宗浩：在灾害医学救援上，欧美已有一些专业的培训机构在搜寻伤员、现场 CPR 和其他紧急救护，以及在医疗监护下的系列过程中有标准、规范可供我们借鉴，可以说是救灾脱险技能加上紧急医学处理。

我考察过一些急救学院的教学和实习。我曾应芬兰国家急救学院之邀，于 1996 年和 2001 年两次专程到芬兰去考察这所欧洲最大的急救学院。那里不仅有很多生理解剖基础和临床医学课程，还有一大批在我们这里见不到的教研室。那里不仅有各种紧急救援、现场脱险的科目，更有一个广阔的模拟各种灾害事故现场的场所。我差一点把实习场所误当成灾害现场了。可见灾害医学救援教学的重点不是放在医院的环境里。

现在各国都很重视灾害救援，平时不仅开展安全、急救的培训，而且还常常进行演习。我在美国夏威夷大学期间就遇上两次演习。灾害救援尤其是地震频发的日本，在这方面也给我们提供了很好的经验。

1999 年，我到日本大阪参加第十一届世界急救、灾害医学大会，会后又到神户参观地震纪念馆。日本于 1995 年 1 月 17 日早晨发生 7.2 级地震，经济损失达 1000 亿美元，32 万人无家可归。这意味着，冬天的早晨，大多数人正在睡眠中，那么多的房屋倒塌，应说伤亡是极为惨重的，但在此次地震中只死亡了 6000 人，伤 3.2 万人，人员的伤亡与经济财产损失相比之下是低的。它得益于日本在平时很重视安全文化教育，即地震的演习、急救知识及技能的广泛普及的结果。

我与世界急救、灾害医学学会主席斯蒂文教授在地震纪念馆内边参观边议论，我们认为建立地震纪念馆是必要的，是警示后人。从纪念馆出来后，我见到那竖起的大石碑，突然感到它像个“惊叹号”，永远让我们不要对地震灾害掉以轻心！

金：国际减灾十年已经结束，新的世纪对此有什么考虑呢？

宗浩：通过国际减灾十年活动，世界各国联合起来与灾害作斗争已成为共识。大家认识到灾害的发生是不可避免的，防御这些灾害应该成为经常性的工作。同时认识到走可持续发展道路已成为全球的发展战略，而减灾是其必不可少的部分。国际减灾十年提出了“为了使21世纪成为一个安全的世界”的口号，提出了关于减灾的“建设预防文化”（Building Culture of Prevention）这两个重要的理念。

1999年7月，联合国在日内瓦召开了国际减灾十年活动论坛，进行了全面总结并展望。会议提出了要把1994年的《横滨战略》和1999年《日内瓦战略》作为全球减灾的指导原则。我理解是要进一步提高民众对此的认识，重视安全文化的建设，充分发展、利用现代科学技术和知识，加强信息交流和培训工作。我认为，我们应该在国际减灾十年打下良好的基础上，在西部大开发中要充分地吸取国内外在此方面的经验教训，不仅要重视西部开发中的经济建设、环境保护，同时也要注意安全和可持续发展。

金：谢谢您把国际减灾十年后的结论性意见带给读者。

宗浩：我们的南、北两次谈话，基本上把现代急救的轮廓勾画出来。国际十年减灾已过，进入21世纪后，十几年来灾害形势仍然十分严峻，但这样的努力毕竟为我们大力普及防灾减灾、安全文化、医学救援事业奠定了一个广泛的群众基础。

尾　　声

我与金菲编辑关于现代急救理念和普及急救知识、技能的谈话随着夕阳西下进入了尾声。

我告诉她，现在全世界及我国对急救事业的发展和急救知识的普及愈来愈重视。

人类期盼21世纪是个安全的世纪，可是一开头这十几年就那样的不平静，灾害此起彼伏，难怪原联合国秘书长安南在2000年10月11日国际减灾日文告中说："我们的世界比任何时候都更容易受到灾害的伤害。灾害造成死亡的人数在不断加大，灾害的经济损失也在迅猛地增长。作为一个国际社会，我们相当被动。"但是，人类并未束手无策，而是勇敢地直面灾害的挑战，用科学来应对，用科学救援的技能，用关爱生命的真情来挽救人的生命，保护人的健康。

我们生活在一个地球上，而随着科学的飞速发展和人类频繁密切的交往，地球已变得愈来愈小，具有"村"的概念，所以中国急救事业与国际接轨刻不容缓，必须依照科学、规范、社会、生活的原则去设计、去运作，使之适应当今人类生活和工作的模式服务。

可以这样说，自从20世纪70年代以来，急救事业逾越了医学领域。急救机构结束了形单影孤的状况，冲出了医院的围墙；坐等危重病人上门急救的传统格局已被废弃；急救知识已从医生手中解放出来，普及到广大公众，这是社会发展的必然，也是现代生活的需要。我想可以这样来概括21世纪急救事业更趋完善的格局，即急救社会化、结构网络化、抢救现场化、知识普及化。

2008 年我国灾害不断，自年初南方的低温冰灾，到“5·12”四川汶川大地震，2010 年青海玉树地震，最近的芦山地震，都给人民的生命财产带来了很大损失，但也警示了我们要更进一步加强防灾减灾、安全教育和普及急救知识和技能。我们从灾难中一定会学到比平时多得多的东西，一定会懂得比平时多得多的道理，一定会掌握比平时多得多的科学。我想，我们的谈话、交流，在急救知识方面或多或少起到了这样的作用，从国家的层面而言，正如温家宝总理所说的“多难兴邦”，相信在大家的共同努力下，我们今后会生活得更加美好！

金：您讲得很好，我们之所以花这么多的时间来说这个大众关注的课题，就是为了使我们的生活更加美好，终止不该到来的死亡。

宗浩：终止不该到来的死亡！我定义急救的基本目的是挽救生命，减轻伤残。被挽救回来的人，不仅是生理指标的恢复，而且应有生命价值的存在，能重新投入社会，他们有思维。恩格斯讲得好：“思维着的精神，是地球上最美丽的花朵。”愿美丽的花朵在世界各地永远灿烂地绽放！